量的な
看護研究の
きほん

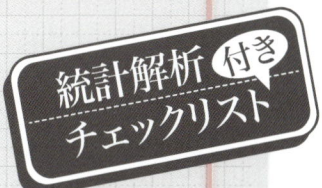

Quantitative research from the basics

大木秀一◉著

医歯薬出版株式会社

This book was originally published in Japanese
under the title of :

Ryōteki-na Kangokenkyu-no Kihon
(Quantitative Research from the Basics)

Ooki, Syuichi
  Professor, Ishikawa Prefectural Nursing University

© 2011 1st ed.
ISHIYAKU PUBLISHERS, INC.
  7-10, Honkomagome 1 chome, Bunkyo-ku,
  Tokyo 113-8612, Japan

はじめに

● これまでに，医歯薬出版から刊行した「基本からわかる看護疫学入門」「基本からわかる看護統計学入門」は，幸いなことに，教科書・参考書としては好評をもって受け入れられました．看護系では苦手とされやすい分野を，図表を多用してわかりやすさを追求しながらも，レベルを落とすことなく充実した内容とすることを心がけました．今回は，より実践的な研究方法の書籍を求める声に応え，基本的な考え方に重点を置いた内容としました．本書の特徴は，筆者自身が長年にわたり実際に研究活動と研究指導を保健医療のさまざまな領域でリアルタイムで行っている経験を活かし，現実的かつ具体的な内容としたことです．

● 本書の読者対象としては，卒業研究や院内研究でこれから看護研究を始めようとする初心者の方や，看護研究の経験はあるけれど要点がつかみきれなかったという人を念頭に置いています．研究経験がほとんどないまま臨床現場から大学院に入学した修士課程の学生でも十分に参考になると思います．また，量的な研究の指導をする立場になったけれども，自信が持てないという教員にも有用でしょう．

● 看護研究の本はたくさんありますが，その多くは，研究の理想的な姿を記述したものです．非常に崇高な理念が語られ，ストイックな雰囲気に包まれています．しかし，実際の研究活動は，それほど理路整然としたものではなく，もっと雑然としたものです．研究テーマなどは思いがけないことで決まることも多く，また，時間や経費との兼ね合いで内容も変わります．さらに，論文として研究成果を発表する際には査読者との駆け引きも生じるなど，もっと生々しい活動です．こうした状況は，研究生活の途上にある人間でないとなかなかわかりにくいものです．

● 本書では，量的な看護研究の基本となる部分を踏まえながらも，通常の看護研究の本では語られにくい部分を中心に研究の進め方を解説しました．全体の構成としては，まず，量的な看護研究の概要を実際にポイントになることを中心に解説しています．その後は，データの基本的な分析の方法とその注意点について書いています．ここで用いているデータは，実際に筆者が利用したデータをヒントに，解説に沿った形に一部加工したものです．最後に，研究結果をまとめる際に，現実との兼ね合いをどのように考え，対処すればよいかについて触れています．この部分は，研究の質を評価する場合，あるいは公表する場合のポイントになりますが，従来の看護研究のテキストで解説されることがなかった部分です．

◉本書に書いてある基本事項をしっかりと身に付けておけば，たいていの場面で困ることはないでしょう．一通り読まれた後，少し気楽に量的な看護研究に取り組む気持ちになっていただければ本書の目的は達成されたと思います．本書を足がかりに上記の疫学や統計学の本でさらに詳しく学んでみるとよいでしょう．

◉最後に，いつもお世話になっている医歯薬出版第一出版部の編集担当者の方々に厚くお礼申し上げます．わかりやすい教材にするためのレイアウトやさまざまな工夫にご尽力いただきました．また，図表の作成・文章校正など煩雑な作業の大半は山梨大学の大間敏美さんにお願いいたしました．同僚で在宅看護学講座の彦聖美講師（2016年4月より金城大学在宅看護学講座教授）には，直接指導する機会があった元大学院生として，本文を何度も通読していただき的確なコメントを頂きました．ご協力に感謝申し上げます．

2011年6月

大木　秀一

目次

第1章 看護研究の基本的な考え方と進め方 ... 1

1 看護研究って何だろう ... 2

「まねる」ことの大事さ　2
構え過ぎないで始めてみましょう　3
研究を進めるうえで考えなくてはいけないこと　3
量的な研究には2つのタイプがあります　7
　Column 1-1　見方を変える　4
　Column 1-2　卒業研究の経験　8

2 お試し版量的看護研究のすすめ ... 9

研究テーマを決定しよう（興味・課題の整理と情報収集）　10
研究計画書は必要か？　11
倫理申請のポイントは？　13
データを収集してみよう　14
統計解析が待っています　15
口頭発表をします　16
論文作成で完成です　16
研究を相談するときのマナー　16
研究と科学哲学や実践は別だと割り切りましょう　17
　POINT　学術論文作成における基本事項　17
　Column 1-3　研究テーマがいつどこで役に立つかはわからない　12
　Column 1-4　ビジネス書に学ぶ　20

第2章 統計の種類と予備知識 ... 21

1 統計の基礎 ... 22

なぜデータを集めて統計を取るのだろう？　22
データ・変数・分布とは　22
間違った苦手意識を取り除こう　22
データの分析方法をパターン化してみる　23
統計学に振りまわされないで　24

目 次

　　データばかりに目を向けすぎないこと　　24
　　実際に数え上げることの大事さ　　24
　　　　Column 2-1　統計解析と看護アセスメントは似ています　　25

② 記述統計と推測統計の違い　　26
　　記述統計と推測統計の違いを知っていますか　　26
　　記述統計とは　　27
　　推測統計とは　　28
　　推測統計（検定）に対する誤解　　28

③ データの種類　　29
　　質的データと量的データ　　29
　　データをとる際の「ものさし」　…尺度の種類　　29
　　データの変換　　30

④ データ分析の基本　　31
　　分析する順序を間違えないように気を付けよう　　31
　　まずはデータを分析しやすい状態にする　…クリーニング　　31
　　データをわかりやすくまとめる方法　…図表化と数値要約　　32
　　連続データは山型に分布する　　33
　　正規分布の平均値と標準偏差　　33
　　平均値が役に立たない？　　34

第3章　身に付けておきたい統計解析のエッセンス　　35

① 正規分布する1つの量的な変数の分析　　36
　　データの全体像をとらえる　　37
　　山型の分布を作ることが目標！　　38
　　　　POINT　図示と数値要約にあたって　　39
　　分布の特徴を捉える！　…基本統計量の算出　　40
　　標準偏差の性質　　43
　　　　POINT　標準偏差とヒストグラムを照らし合わせてみよう！　　44
　　究極のヒストグラムがモデル曲線です　　45
　　おわりに　　45

263-01720

2 正規分布しない1つの量的な変数の分析 ……46

歪んだり，山が2つあったりするヒストグラム　47
注目すべき統計量　48
こんな理由でも分布が歪む　49
　POINT　箱ひげ図　49
まずヒストグラムで特徴を見ることが大事　50
おわりに　51

3 1つの質的な変数の分析 ……52

度数分布表を作り，グラフ化する　53
グラフ化をする際の注意点　53
おわりに　55
　POINT　パレート分析　55

4 2つの質的な変数の分析 ……56

2つの変数の扱い方　57
2つの質的な変数の「関連」　57
クロス表の縦と横，相対度数　58
　POINT　グラフで表現する場合には…　59
それぞれを別々に分析しても「関連」は予想できない　59
「関連」の考え方　60
関連がない「独立」という状態　60
観測度数と期待度数のずれがポイント　61
関連の指標　…χ^2値　62
クロス集計の利用の仕方　62
おわりに　63

5 2つの量的な変数の分析 ……64

2つの量的な変数の「相関」　65
散布図の読み方　66
相関係数で数値要約する　66
　POINT　相関係数の意味　67
直線的な関係と回帰直線　67
相関係数ばかりに頼らない！　…曲線的あるいは非直線的な関係　68
相関係数を求める際に注意する点　68
おわりに　71

POINT 「相関関係」「関連」と因果関係の混同　71

6 順序尺度の分析　72

順序尺度の特殊性　73
順序尺度の集計　73
順序尺度の合計点　75
2つの順序尺度の関係　76
おわりに　77
　Column 3-1　本当に複雑な分析が必要か（基本的な集計の例）　77

7 その他の単純集計と一歩進んだ分析　78

量的な変数と質的な変数の関係を分析するには　79
3つ以上の変数の関係を分析するには　79
データ分析の考え方のまとめ　82
おわりに　83
　Column 3-2　本当に複雑な分析が必要か（既存データの有効活用の例）　83

8 t検定　平均値の差の検定　84

2つの集団の平均値の差を調べることができます　85
平均値の差の検定（t検定）をする際の注意点　85
平均値の差の検定（t検定）の流れ　86
検定の例を見てみましょう　87
ウエルチ（Welch）の検定　90
検定統計量（T値）の式をよく見て意味を正しく理解しましょう　90
おわりに　91

9 χ^2検定　関連についての検定　92

2つの質的な変数の独立性を調べることができます　92
χ^2検定をする際の注意点　93
4分クロス表の独立性の検定　93
χ^2検定の具体例（4分クロス表での検定）　94
χ^2検定と調査対象数の関係は？　95
対応がある質的な2標本の関連　…マクネマー検定　96
検定をするまでもないクロス表　97
おわりに　97

10 ノンパラメトリック検定法 ……98

ノンパラメトリック検定とは　98
順序尺度の検定　98
U 検定　99
ノンパラメトリック検定でも無作為抽出は必要です　100
ノンパラメトリック検定でも万能ではありません　100
データの分布・測定尺度の変換と検定　100
おわりに　101
　POINT　検定とは　101
　POINT　仮説検定の限界　…正しく理解するために　103

第4章　人間を対象とした量的研究での注意点 ……105

1 統計解析の理想と現実のギャップ ……106

母集団って何？　106
無作為抽出とは？　106
結果の一般化って？　106
実際には…　107

2 統計解析を超えた問題　…誤差とバイアス ……108

調査結果と真実　108
誤差について　108
バイアスの種類　111
研究全体の流れからみたバイアスへの対処法　114
　Column 4-1　調査では回収率アップを目指そう！　113

3 信用できる研究とは ……116

どれだけ真実を反映しているか？　どれだけ結果が安定しているか？
　　　　　　　　　　　　　　　　　…信頼性と妥当性　116
信頼性と妥当性，どちらを先に対処する？　117
研究ではまず調査対象に対して正しい結果を得ることが大切です　118
調査対象数について　118
人間対象だということを忘れずに　119

出版バイアスと言語バイアスについて　　119
　　統計解析についての考え方　　120
　　統計学のあいまいさ　　120
　おわりに　121
　　　POINT　査読者から見た論文作成における注意点　　122
　　　POINT　エクセルの活用　　124
　　　Column 4-2　エクセルを使って統計解析の基本技術を身に付ける方法　　126

索引　　127

巻末　統計解析チェックリスト

第 1 章 看護研究の基本的な考え方と進め方

　研究とは，自分が興味・関心を持ったことを，観察して，調べて，その結果をまとめて，広く知ってもらう活動です．

　看護研究の入門書などを読んでみると，「研究とは」という書き出しで始まり，難しい認識論や現象論（世の中のとらえ方）のような科学哲学が書いてあります．しかし，「これが研究だ」と明らかに決めることができる定義はありません．

　研究というと，何だかとても難しそうに聞こえますが，実際には日々の学習や実践を通して自分が疑問に思ったり，関心を持ったりしたことについて，文献やデータを集めてその解答を探し，公表することといってもよいでしょう．それが，少しでも他の人の疑問の解決につながったり，実践の役に立てば素晴らしいことです．

❶ 看護研究って何だろう

　　看護研究に対して誤解していませんか？「研究するには特別な能力が必要」「教科書通りの手順で進めていかなくてはいけない」「研究計画書をしっかり作成してから進めないといけない」「看護実践に役立たないといけない」「統計ができないといけない」などなど…もう少し気楽に（安易にという意味ではありませんよ）考えて，看護職であれば日頃の看護活動を通じての，学生であれば今までに習ってきたことへの関心・興味・疑問を整理してみることから始めてみましょう．

　　あまり研究計画書の作成などに縛られ過ぎないようにしましょう．参考書を読んでいるだけではなかなか試験問題は解けませんね．実際に問題を解いてみてわかることも多いはずです．研究も似たような部分があります．やってみないことにはわからないことは多いものです．実践しているうちに研究のプロセスも身に付きます．そして，実際に研究を進めながら，足りなかった部分を考えてみることが大事です．せっかく時間をかけて研究を行うのですから，自分の興味・関心のあることに目を向けて，少しでも楽しく学んでいけばよいと思います．そのためには，いきなり大きなテーマに取り組んで結果までたどり着けないよりも，小さなことでもよいので確実な成果を出すことが必要です．こうした成功体験が次の研究の原動力になります．

「まねる」ことの大事さ

　　研究というと，何か一から新しいことを始めなければいけないと感じるかもしれませんが，実際にはそのようなことはほとんどありません．自分の研究テーマや関心のあることに見合った文献が見つかったら，それを見本にして先行研究をまねしてみるのも1つの方法です．

　　研究の基本はまねることだと思います．まねるといっても，単に書き写すという意味ではありません．研究の背景や目的までの考え方，データの収集方法や分析方法な

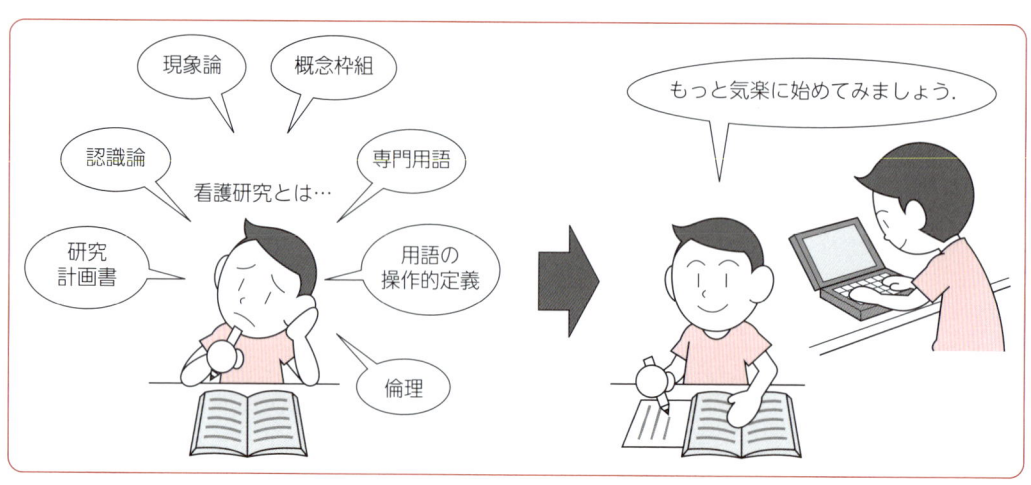

どを見本にするという意味です．画家でいう模写みたいなものです．この技術をきちんと身に付けていれば，後々大いに役に立つことになります．

構え過ぎないで始めてみましょう

　看護研究では，「量的な研究（量的研究）」と「質的な研究（質的研究）」という分け方をよく使います．それほど難しく考える必要はありません．アプローチの方法は違いますが，少しでも真実に迫り，その結果を役立てたいという最終目標は同じです．この本で扱う量的な研究は，数値で表現されたデータを使った研究です．統計的な分析をもとに，現場の実態を報告したり，仮説を作ってその検証をしたりするものです．必ず統計解析を使いますので，統計学の初歩的な知識が必要です．

　研究テーマは広い意味での看護学に関係していればよいのではないでしょうか．「『看護』研究」という枠にとらわれ過ぎると，研究テーマの範囲は極端に狭くなってしまいます．人間の生活そのものを扱う看護学では，もともとかなり学際的なテーマを扱っていますので，医学，保健学，心理学，社会学，教育学，文化人類学，医療経済学など周辺領域のテーマを扱っても何ら問題はないはずです．その意味で，「その研究が看護実践の役に立つの？」「その研究のどこが看護なの？」というよくある問はナンセンスだと思います．研究の成果というのは，領域や時間を超えていつどういう形で役に立つかは全く予想できないからです．これから研究を始めようと思う人はあまり目先のことにとらわれ過ぎないようにしたいものです．

研究を進めるうえで考えなくてはいけないこと

　実際に研究を進める際には，時間，経費（予算），研究指導者といった外的な要因に

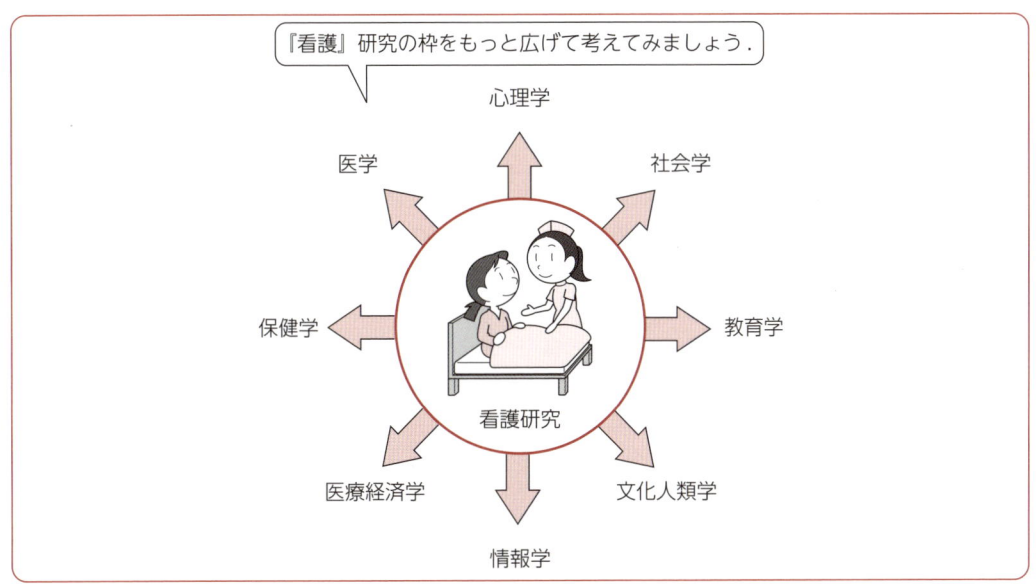

制約されることを考えなくてはいけません．この点について簡単に説明します．

（1）時間の制約があります

例えば，卒業研究で考えてみましょう．4年生にとっての1年間にはやるべきことが山ほどあります．最も重要なのは国家試験の勉強です．その他，講義や看護学実習

Column 1-1

見方を変える

物事は別の見方をすると全く違った側面が表れてくることがあります．皆さんも見方を変えることによっていろいろな姿が見えてくる「だまし絵」をご存じだと思います．看護学の分野では，研究の歴史が比較的浅いために，研究活動に対する崇拝や畏敬の念がかなり強い印象を受けます．

ここで，多少見方を変えて研究というものを情報処理技術として考えてみましょう．実際の量的研究にはそうした一面があります．一般の学術論文はIMRAD（イムラド）形式で書かれます（p. 18）．文学のような起承転結ではありません．このように，記述パターンが決まっていること自体が情報処理的な要素を含んでいます．

研究テーマが決まったら，文献データベースなどを用いて網羅的な文献検索を行います．そして，その論文の内容を吟味し，取捨選択したうえで，方法（特に調査項目）と主要な結果を抽出していきます．緒言に必要な情報の大半はこうしたプロセスで得られます．既存データや質問紙などでデータを収集した後の統計解析についても，使える分析方法はほとんどパターン通りに決まっています．分野ごとに特殊な統計解析方法というものはありますが，大半の分析方法は出尽くしています．ここで統計解析方法に迷うのは，統計解析のパターンに対する知識が不足しているからです．実際には，変数の数と尺度，分析目的が決まればやるべき処理は自動的に決まってしまいます．このようにして，

主たる研究目的の解析結果が得られたら，後は先行研究と比較してその異同を論じることになります．

量的研究では，「比較」することが非常に大切です．さらに，自分のデータについてその限界（例えば，統計処理上の限界やさまざまなバイアス）について論じます．

研究というのは一種の創造かもしれませんが，創作ではありません．まったく新しいものを頭で思い浮かべて書きあげることではありません．具体的な論文作成にあたっては，雑誌ごとに指定された投稿規定（執筆要領）に間違いなく合わせていく機械的な作業になります．慣れてくれば，記述する量の割り振りや図表の数，さらには自分が書く文章の早さや量も目安がつくようになります．その意味では，量的研究というのは多くの場合パターン化された流れの中での情報処理技術ということになります．

研究経験の少ない人は，研究というと何かオリジナリティあふれる，とても新しいものを生み出すことのように誤解します．しかし，大半の研究では，先行研究と比較してプラスアルファがあったり，異なるテーマを組み合わせて新たなことが1つでも見出せれば十分です．学術雑誌などで原著論文の規定にある「斬新」「新規」というのは一種の言葉の綾です．アウトプットを確実に出せる人は，ある意味で情報処理技術に長けた人ということになるのかもしれません．

がまだ残っているかもしれません．病院の就職試験や，人によっては，進学のための受験勉強なども必要でしょう．このように，人生の大きな課題をいくつも抱えている状況での卒業研究となります．この状況であまりに負担の大きな調査研究を始めると，肝心なことに支障を来し本末転倒になってしまいます．

　医療機関での院内研究の場合はどうでしょう．多くの人は多忙な日常業務に加えて研究を進めており，研究だけに専念できるわけではありません．いくら関心のあるテーマを扱ったとしても，業務の範囲を大きく超えたデータの収集や分析には無理があるでしょう．

　いずれの場合も与えられた期間はせいぜい半年から1年程度です．これは，研究を専門に行う場合でも同じです．ライフワークみたいな研究を別にすれば，研究費を使った研究は，一定の期間に成果物（アウトプット）を出して，報告書や論文を作成しないといけません．時間が限られている場合には，やってみなければ結果がどうなるかわからないような研究テーマではなく，<u>無理なく確実に結果を出せる研究テーマを選ぶことが肝心です</u>．ある意味，期限があるから集中して取り組めるのかもしれません．

(2) 経費の制約があります

　研究を始める前は「研究は経費（予算）がないと実施できない」ということはなかなか実感できないものです．

　例えば，質問紙調査をする場合を考えてみましょう．初心者は数多くデータを集めたいと思いがちです．しかし，対象者数や調査票の枚数を増やせば，それだけ印刷代も通信費（郵便代）も増えることになります．封入などの発送作業や回収後の入力処理も個人でできる範囲を超えれば作業のためのアルバイト代がかかることになります．また，調査前の情報収集のために，文献を請求すればこれにも費用がかかります．これらの経費はどこから出てくるのでしょう．

　これから研究を始めようというのに，夢のない話に聞こえるかもしれませんが，研究を進めるうえで経費というのはかなり重要な要素となります．プロの研究者が助成金（研究のために支給される費用）を獲得しようとするのも，自分がやりたい研究を進めるためには経費がなければどうしようもないことをよく知っているからです．

(3) 研究指導者が必要です

　<u>初心者が研究を始める場合に，適切な研究指導者がいるかどうかが最も大きな問題だと思います．時間や経費の問題も的確な研究指導がされれば解決できることだからです</u>．研究指導をする人が，学生や院内研究チームの状況や希望をきちんと把握し，必要な時間や経費に基づいた研究内容の全体像をイメージできていれば，それにしたがってスケジュールを組むことができます．研究の初心者が初めから研究テーマの設定，調査の企画と実施，集計と分析，報告といった研究の全体像とそれに必要な情報や時間・経費を予想することは難しいことだと思います．

　しかし，現実には研究指導者の確保は非常に大きな問題となっているようです．

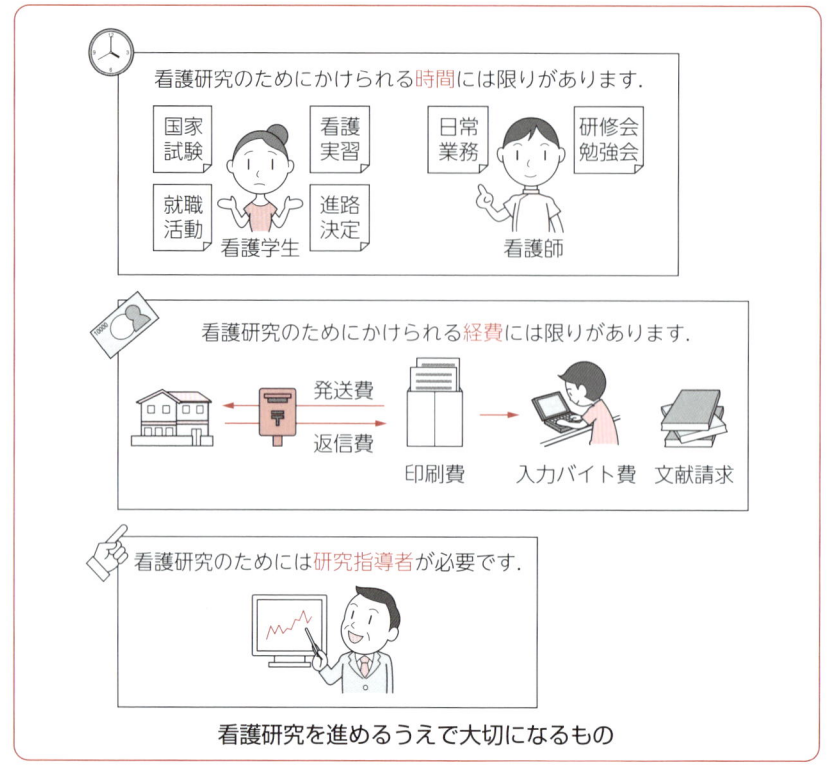

看護研究を進めるうえで大切になるもの

(4) アウトプット重視型の研究を実施しましょう

　　以上（1）〜（3）の制約を考えると，実際の研究では，研究目的だけではなく時間と経費を考えて無理のない研究計画を立てることが必要となります．壮大な研究を計画しても，成果物（アウトプット）を出せなければ何にもなりません．

　　本書では，初めて取り組む研究は，理屈（理論）ではなく手技（実践）だというスタンスをとっています．そのため，卒業研究や院内研究では，まずアウトプットを出すことを重視したほうがよいというのが基本的な考え方です．つまり，研究の方法論の勉強に必要以上の時間をかけるよりも，研究成果を具体的な形にすることを優先するということです．もちろん，アウトプット重視といっても，研究方法論を学ぶことや文献検討をすることに意味がないということではありません．多くの看護研究のテキストには，量的研究の分類としてさまざまな研究方法（研究デザイン）が解説されています．現在，看護学の分野でもEBN（根拠に基づいた看護）という言葉が使われています．ここでいう根拠（エビデンス）には，量的研究の結果も含まれています．そして，その基本となるのは，大規模・多施設の調査あるいは綿密な計画のもとで実施される疫学研究です．しかし，このような研究は初心者向けではありません．複雑な研究デザインの知識は，文献を読むための知識として持っていれば十分です．

　　研究を進めるうえでの制限を考えて，極力無理のない計画を立てるとよいと思います．研究を行えるせっかくの機会を生かし，研究の基本的な技術を身に付けましょう．

量的な研究には2つのタイプがあります

　量的な看護研究の分類方法は数多くありますが，統計解析を考えた場合には，
①現状把握や実態調査を目的にした研究（調査対象に限定して結果を解釈する）
②調査対象から得られた結果を，より一般化することを目的にした研究（調査対象を超えて結果を一般化する）
に大きく分けられます．

　①の研究の場合，ありのままの実態・現状を数値として表し，記述していきます（**記述統計**，p.26）．注目するポイントは「人」「場所」「時間」（誰が，どこで，いつ）です．記述統計は，②の研究を行うための前段階としても必要です．

　②の研究の場合，ある集団で得られた結果を広く世の中一般に当てはめることになります．どの集団から得られた結果をどの集団に当てはめるかが問題です．一般化には**推測統計**（p.26）が必要で，看護研究では，主として検定（p.84〜）という推測の方法を使います．

　院内研究ではどちらのタイプを考えたらよいでしょうか？　院内研究の目的が，院内環境を改善することや患者さんの実態を把握することであるなら，話は院内のことで完結します．そのため，結果を一般化する（検定を行う）必要はほとんどありません．仮に，院内研究の結果を一般化することを考えてみましょう．A病院で得られた結果（在院日数が減少傾向にあるとか）を日本全部の病院に当てはめて考えることになります．これは果たして可能でしょうか．現状を把握することなしに業務を改善したり，何らかの仮説を立てることはできませんので，院内研究の多くは，まず現状を報告することで済みます．そして，こうした現状報告や業務改善の結果報告を見て，うちの病院でもぜひ取り入れてみようと思う人が出てくるかもしれないところにこの研究の意義があるわけです．

　卒業研究の場合でも，実際には卒業後は臨床職に就く場合が多いことを考えれば，

量的な研究では，記述的な研究が基本となり推測的な研究が行われます．

推測的な研究
結果の一般化
一部のデータから全体的な状態を推測したり，2つ以上の要因の関係を分析します．

記述的な研究
現状把握や実態調査
健康や病気に関する出来事を調べ，ありのままを記述し，入手したデータの概要と要点をわかりやすく集計します．

テーマを決めて文献で最新の情報や動向を知り，簡単なデータを集めてきて，きちんと現状把握をできる技術を身に付けておくことが大事だと思います．しかし，大学の先生は，研究というものを「結果の一般化」と，どうしても考えがちです（あるいは，「現状報告よりも結果を一般化することのほうが重要だ（レベルが高い）」と思い込んでいる先生もいるようです）．そのため，推測統計（検定）を指導されることが多くなるのだと思います．確かに，手順通りに統計ソフトを操作すれば推測統計の結果は出てきます．その場合でも，集めることのできるデータの量や質を考えれば，「統計解析の知識を身に付ける練習や，分析の練習として，結果の一般化（検定）を行っている」程度に考えておいた方が無難です．

Column 1-2

卒業研究の経験

筆者の卒業研究についてお話しましょう．状況は現在とはかなり違いますが基本的なポイントは同じだと思います．漠然と興味のある研究領域（人類遺伝学）はありましたが，「研究課題」や「リサーチクエスチョン」などといえるものが具体的にあったわけではありません．また，卒業研究に取り掛かったのが遅く，かなり慌てて仕上げなければいけない状態でした．研究を始めたときに，指導教員から手渡されたのは，すでに入手済みの88人分のデータを打ち出したものと，研究テーマに似たような論文（先行研究），そして統計ソフトの解説書だけでした．

とにかく最初に統計ソフトの本を読みながら，統計ソフトを使えるようにしました．統計ソフトが動かせないとデータの分析どころではないからです．用いた統計解析ソフトはSPSSでしたが，まだパソコンで統計解析をできる時代ではなく，自分でプログラムを書き，大型計算機センターで分析をしました．また，見本となる論文を読みながら，関係ありそうな情報を集めました．しかし，当時は，文献情報のデータベースが簡単に利用できる時代ではなく，文献の収集は図書館にあるものが中心で，かなり手薄だったと思います．元文献にある文献リストから文献情報を集めたりもしました．

繰り返し同じ分析の練習をし，統計ソフトをある程度動かせるようになった後は，見本の論文とほとんど同じ順序と方法で与えられたデータを分析してみました．調査項目は多少異なりましたが，見本の論文と似たような手順で分析をし，これらをまとめて卒業論文が完成しました．

その後，大学院に進学したので，論文を学会（日本人類遺伝学会）で発表しました．「研究とは何か」といった崇高なことはわかりませんでしたが，過去の研究をなぞって1つでも新しいことを付け加えれば研究として成立するということは学びました．こうした小さな成功体験は非常に大事なことだと思います．卒業論文の内容を要約したものが数年後に専門誌に掲載されました（S. Ooki et al.：Relationship Between Blood Uric Acid Level and Personality Traits. Acta Geneticae Medicae et Gemellologiae, 39：117-122, 1990）．

研究のポイントをまとめると，①既存データを有効に活用する，②参考論文を手に入れ論文の流れや分析方法をまねてみる，③手計算できる人数のデータを，統計ソフトで繰り返し単純集計する，④テーマに関係する文献や情報を収集する，⑤小さな研究成果を報告する，となります．これらの基本的な考え方は，現在でもほとんど変わっていません．その意味でもやはり，量的研究は難解な研究方法論の書籍や研究計画書の書き方を読んでから進めるのではなく，実際のデータをあれこれ分析しながら試行錯誤し，疑問を解決するプロセスを通じて習得するスキルだと思っています．

❷ お試し版量的看護研究のすすめ

　本書では，量的研究を「人間を対象にした，調査対象数が30～100名程度の質問紙調査や既存の資料を使った調査」と想定しています．少し難しい言葉でいうと，研究の種類は横断研究になります．横断とは，1時点での調査という意味です．

> **注意** 数千人規模の大規模調査や対象数があまりに少ない調査（例えば，10人前後のもの）は考えていません．また，時期が異なる2回以上の測定が必要な縦断研究も初心者には負担が大きいでしょう．基本的な分析方法を身に付けるためには，データの入力や手計算による結果の確認が可能であり，結果を実感しながら集計できる数が望ましいと思います．研究のプロセスに慣れていくことが一番大事です．

　院内研究であれば，既存データや簡単な質問紙調査などでデータを集めます．そして，実態把握を中心とした無理のない単純な集計をして，1つでも職場改善に貢献できそうな情報を得ることを目指してください．実態把握をすること自体には非常に大きな意味があります．

　卒業研究は，たいていの場合，「研究」を経験する最初の機会になるでしょう．レポートの延長とはいくつかの点で異なります．多くの場合，口頭発表する機会があるので，自分の研究過程を知らない相手にも，わかりやすくまとめて伝える技術が必要になってきます．

　卒業研究で求められるのは，きちんとした研究のステップを踏んで，内容の完結した論文を作成できたかという点です．既存データや簡単な質問紙調査などでデータを集め，きちんと統計解析（単純集計をした上で，必要に応じて結果の一般化を行うこと）をしてみればよいでしょう．ただし，推測統計（検定）などは必要最低限のもの

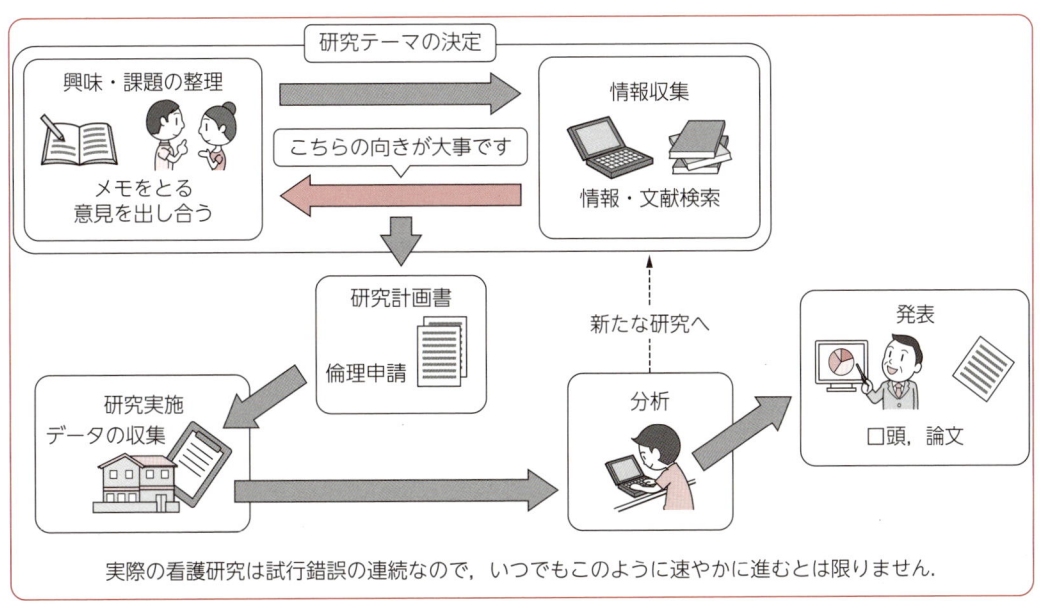

(本書にある程度のもの）で十分です．

　看護研究も基本的には算数のドリルと同じで，繰り返し練習することで上達していきます．研究には，情報収集，研究計画・手続き，データ収集，入力，分析などさまざまなステップがあります．難しい書籍を読んでから研究に入るのではなく，実際に取り組みながら学んでいくことが大切です．とくに，統計解析は繰り返して技術を身に付けたほうがよいでしょう．一通りの基本技術を身に付けておけば実践力が養われ，自信につながります．そして，将来的にも役に立ちます．最初に基本をきちんと身に付けておかないと，いくら看護研究の経験が長くても，自信を持って研究に取り組んだり，指導をすることはできません．

　以下では，研究のステップごとに実践的な対処方法を説明していきます．

研究テーマを決定しよう（興味・課題の整理と情報収集）

　研究テーマを選ぶ前に，日頃の学習や看護実践を通じての関心・興味・疑問を整理してみましょう．頭で考えるだけでなく，書き出してみることが大事です．また，何人かでさまざまな意見を出し合ってみることもよいでしょう．他の人の意見には自分が持っていないアイディアがあるかもしれません．大事なのは，やる前に「無理」だと思わないこと，いろいろな方向性を考えてみること，狭い意味で看護学だけにとらわれないことです．

　看護の実践の場で直面する問題や課題，あるいはふとした場面で湧いてくる疑問が研究テーマにつながります．あまり深刻にテーマ設定を考え過ぎる必要はありません．実際の研究ではテーマはひょんなことで決まってしまうことも多いものです．関心のある領域や所属する部署で求められるテーマなどがあれば，まずは関係しそうなキーワードをいくつか書き並べてみましょう．そこにヒントが隠されているかもしれません．漠然と頭の中で考えるのではなく，必ず図や言語にして書いてみましょう．キーワードを結んだりしながら図を書いて考えていくことが大事です．こうした練習は，研究をするために始めるのではなく日頃からトレーニングしておきましょう．研究テーマの設定で重要なことは，何を明らかにしたいかを明確にし，できるだけ焦点を絞り，研究目的をシンプルにすることです．どうしても自分でテーマを決めることが難しければ，知識のある研究指導者に選んでもらってもよいでしょう．あまり，深刻に悩み過ぎる必要はないと思います．実際には，何となく決めた（決めてもらった）テーマであっても研究を進めるうちに興味がわいてくる場合も多いものです．何がきっかけになるかわかりません．

　また，研究テーマの決定には，情報収集も重要な要素となります．テーマの決定と情報収集はどちらが先ということはありません．実際には，興味があるテーマの候補を考えながら情報を収集したり，逆に情報をもとにテーマを絞り込んでいくといった作業を繰り返します．

　研究では，文献情報をもとに論文を作成していきます．つまり，これまでに得られている知見との「比較」が必要になります．自分の研究テーマを決める時には，文献

検索（情報収集）を行って，研究テーマに合致する文献（先行研究）があることを確認しておくことが大切です．興味深い研究テーマであっても，これまでに文献（先行研究）がない場合には，参考になるものがないわけですから，例えていえばガイドブックなしに海外に行くようなものです．研究初心者にはやはりガイドブックは必要です．また，情報を集める過程で研究テーマを明確にしていくこともできます．

情報収集の情報とは，文献情報，書籍情報，インターネット情報などを指します．その中でも，文献情報は情報収集の基本です．現在では，優れた文献データベース（医中誌WebやJDream Ⅲなど）がいくつもあり，最新の情報が入手できます．文献収集の方法を解説した専門書を活用したり，図書館の職員に聞くなどして検索方法を身に付けておきましょう．しかし，データベースを用いてどれだけ綿密に文献検索を行っても，すべての情報を集めることは不可能です．研究テーマに関連する論文内の参考文献から必要な文献を探したり，その分野に詳しい人から文献を紹介してもらうことなども有益です．その際，必ず出典がわかるようにしておきましょう．出典が不明の情報は引用することができません．

大事なことは，見本とすべき文献をいくつか見つけ出しておくことです．これはあまり多すぎてはいけません．たいていの場合，研究の中心的な部分は，見本になるいくつかの文献を参考に作成することになります．そこから，調査対象の集め方やデータの収集項目（質問項目），具体的な分析方法などを参考にすればよいでしょう．

研究は「必要な情報が収集できれば8割方終わり」といえるほど，情報収集は大事な作業です．そのため，関連する情報はなるべく早くから，できれば多めに集めておきましょう．情報収集はいつからでも開始できます．初心者にとっては，研究テーマに関連する適切な文献情報を多く集める練習がとても大切です（情報の内容を検討し取捨選択した上で編集する技術は，その次の段階になりますので，まずは集める練習をしましょう）．情報収集を始めるのが遅くなってしまい，慌てる人が多くいるのが現状です．研究者が研究をする場合には，重要な文献を引用し忘れると，研究内容そのものが信用されないことさえあります．情報というのは研究を進める場合に最も大事な財産なのです．

研究計画書は必要か？

研究計画書の作成は，一種のイメージトレーニングです．計画書通りに研究が進むことはまずありませんし，研究を進めていく途中でさまざまなアイディアが追加されていくことがふつうです．きっちりとした研究計画書を書いてから研究を始める研究者はあまり多くないでしょう．こうしたものが必要になるのは，助成金の申請や倫理審査に出す場合くらいです．計画書は本来ある程度の研究計画と目算が立ったうえでそれを言語化していく作業です．そのため，研究初心者にいきなり書くことを求めるのはかなりの無理があります．もちろん，計画もなく研究を進めることはできませんが，計画書を作ることにこだわり過ぎるのは考えものです．

卒業研究や院内研究の研究計画書を見ていて思うのは，文章が多い割に内容がつか

Column 1-3

研究テーマがいつどこで役に立つかはわからない

　筆者が初めて原著の論文を学会誌に投稿したのは修士課程1年のときで,「質問紙を使ったふたごの卵性診断」をテーマにしたものです.

　内容を簡単にご紹介します. ふたごの類似の程度をもとに遺伝の影響を調べる研究では, 遺伝的に完全に等しい一卵性ふたごと, 遺伝的には兄弟姉妹程度に似ている二卵性ふたごを区別する必要があります. 時間と予算, そして被験者の身体的な負担が少ない, 簡単である程度正確な判定方法として, 質問紙にふたご本人が答えるだけで卵性を区別できるような方法を検討していました. これも, もちろんいきなり思いついたテーマではなく, 指導教員からヒントを与えられたテーマでしたし, 海外にも類似の先行研究がありました.

　先行研究をもとに卵性を判定するための質問紙を開発し, 利用価値があると判断し, 国内の公衆衛生学関係の有名誌に投稿しました. しかし, 査読の結果は「ふたごの卵性を多数調べることがあるとは考えにくい」などを理由に, 不採用になってしまいました. もちろん, 内容も論文としてはまだまだ完成度が高くなかったのでしょう. 指導教員の「査読者には価値がわからなかったのだろう」という言葉に少しほっとした記憶があります. 結果として, 国内の他誌に投稿して掲載されました.

　このとき学んだのは（今にしてみれば当たり前のことなのですが）, 論文は内容だけでなく, 投稿先のテーマや好みに合わせて書く, あるいは研究テーマにあった投稿先を選ぶということです. 卒業研究や院内研究ではそこまで考えることはありませんが, それでも相手（読者や聴衆）を想定して作成することには変わりありません. 研究といえども, 流行りのテーマや方法がありますし, 第三者（広くは社会）を考えないで完全に独立した研究というものはあり得ません.

　このテーマにはその後も延々と取り組むことになりました. ふたご本人用だけでなく, 母親（養育者）用の質問紙も開発しました. 質問内容も判定方法も改良を重ね, 最終的には15年以上たって海外の専門誌に掲載されました（S. Ooki et al.: Zygosity Diagnosis in Young Twins by Questionnaire for Twins' Mothers and Twins' Self-reports. Twin Research, 7（1）: 5-12, 2004）. また, 筆者の学位論文（医学博士）となりました.

　今では, 当時はまったく予想もしていなかった用途で役立っています. 1つは, 遺伝の研究をするアジアの国々で翻訳され使われるようになったということです. アジア諸国でもふたごの研究が盛んになってきました. 欧米で使われている卵性診断用質問紙では, アジアの地域では当てはまらない質問項目が多かったのです. もう1つは, 小さなふたごのお子さんを育てている家庭に対する育児支援を行うときに役に立っています. ふたごの成長や発達は卵性の影響を受けますし, 何よりも養育者がいろいろな理由でお子さんの卵性を知りたいと思うことが多いからです. そのようなときに簡単な質問紙は十分に役に立ちます. 関連した研究として, 家族が病院で告げられる卵性にはかなり間違いが多いことも明らかになりました（S. Ooki et al.: Zygosity Misclassification of Twins at Birth in Japan. Twin Research, 7（3）: 228-232, 2004）. こうした結果も, 育児支援を行うときに役に立っています.

　以上のことは1つの例ですが, 研究のテーマがいつどのような形で何の役に立つかなどは, 全く予想もできません. これから看護研究を始める人は（というよりも指導する人は）, あまり目先のことだけにとらわれすぎず, 広い視野を持って, 興味を感じたテーマには積極的に取り組んでみたらよいのではないでしょうか.

みにくいということです．それは，国語能力（作文力）の問題だけでなく，書くことの要点が絞られていないためだと思います．計画書は多く書かなければいけない，詳しく書かなければいけないという思い込み（あるいは指導）があるためではないでしょうか．卒業研究や院内研究には発表日があるので，そこから逆算して計画を考えることが必要です．先に明確なゴールをイメージして研究を開始したほうがよいでしょう．

　研究計画書の作成に時間をかけ過ぎる必要はありません．量的研究では，実際の研究報告（発表）でも簡潔で分かりやすい文章を書くことが求められています．研究計画書も，最初は要点を絞ってA4用紙で1枚程度に，研究の「目的」と「方法」を簡潔にまとめればいいのです．予想される「結果」は，慣れないうちは省いてもよいでしょう．研究背景や研究動機を長々と書く人がいますが，その必要はありません．

　現状把握の研究の場合でも，漠然と考えていてはいけません．何を目的に，何の実態をどのようにして知りたいのかを具体的に考えてみましょう．目的のない研究はありません．

　一般化を目指す研究を始める前には仮説を立てます．仮説とは「○○と□□は関係がある」「○○は△△に影響している」みたいなものです．仮説を立てると研究デザインが明確になり，必要な調査項目や統計的な分析方法が具体的になります．

　研究方法を文章化する時は，具体的な表現で書きましょう．書く項目は，
　①調査対象（調査場所と対象人数）とデータの収集方法
　②調査項目（注目している健康や病気などの出来事とこれに関係あるいは影響があると思われる要因）
　③統計学的に検定しようとする内容や分析方法
などです．必要に応じて，図を使うなどするとわかりやすくなるでしょう．

倫理申請のポイントは？

　最近では，研究全体の枠を超えて個人情報保護や研究倫理の問題だけが独り歩きしています．もちろん時代の要請で仕方がない一面もありますが，難しい倫理の本や倫理申請書の書き方集などを読む前に，研究対象者の立場に立って考える姿勢と自分が対象者になったときのことを想定してみましょう．常識的な行動規範が備わっていれば，大きな問題はまずありません（そうでないと，研究以前の問題として臨床業務に支障を来すでしょう）．型どおりの対処（パターン化された例文）を書くのではなく，研究の協力者・参加者に対する気持ちや配慮が大切です．

　倫理審査が大変だということは，それだけ実施が困難な研究だということです．例えば，同じデータを収集する場合でも，質問紙調査よりも聞き取り面接調査のほうが倫理的な問題は生じやすくなります．質問紙調査にしても無記名でなく記名のほうが，また，データの収集も1箇所よりは複数箇所で実施するほうが倫理的な問題が生じやすくなります．お願いすべき組織や相手の数，データが外部に漏れる危険性ということを考えてみればわかることです．

　研究初心者の場合，収集が難しいデータを得ることに時間を使うよりは，倫理的な

問題が少ない研究テーマを選ぶ方が賢明な選択です．国などが公表している既存データの利用や，すでに倫理審査済みのデータの利用などです．もちろん倫理申請書を適切に書ける能力はいずれ必要になります．そのための練習も必要でしょう．しかし，倫理申請書を書くことが研究の目的ではありません．

データを収集してみよう

（1）質問紙調査（アンケート調査）でデータを集めてみましょう

実践的にいえば，初心者が最も注意するべきことは質問の量です．質問項目が多いアンケートは，①印刷費，通信費がかさむ，②回収率（および回答の質）が下がる，③倫理申請が通りにくい，④データ入力の時間やミスが増える，⑤分析に使わない項目があれば協力者に対して倫理的に問題がある，⑥どの項目を分析に用いて結果を示せばよいかわからなくなりやすい（研究の焦点が散漫になる），など研究の質を低下させる要素が強く，良いことは何1つありません．多量の質問をしても大丈夫なのは，調査対象とかなりの信頼関係が築けている場合や行政の調査のようにきちんとした研究体制がある場合です．質問紙を作成するときは，「自分だったらこんな多くの質問に果たして答える気になるか」を一度考えてみてください．

研究のポイントを絞っておけば，少ない質問でも十分に意味のある論文を作成することができます．簡単な例として，10項目の質問をすれば，1つの項目の集計は10通り，2つの項目を組み合わせた集計は45通り，合計55通りの簡単な集計ができます．これだけの集計がきちんとできれば，卒業研究や院内研究ではたいていの論文は書けてしまいます（実際には学術論文でも大差はありません）．そのためには，情報収集の段階で，絶対に質問しなくてはいけない項目は何かを厳選することが必要です．例えば，「○○と□□は関係がある」ことを示したければ，○○と□□およびそれらに影響を与える△△等のデータが必要になるでしょう．卒業研究や院内研究の場合は，質問紙はできるだけA4用紙で両面1枚程度に抑えたいものです．質問紙の作り方などはたくさんの書籍が出ているので必要に応じて参考にしてください．

データの集め方を書いた本はいくらでもありますが，集めて分析し終わったデータのゆくえについて書かれた本はほとんどありません．研究で集めたデータはその後どうなるのでしょう？　継続的な研究の一部としてデータを使うのでもなければ，多くの場合，せっかく集めたデータはその後利用されることはありません．研究発表会や学会発表などでの報告が終わると，ほとんどが論文となることもなく終わりになってしまうわけです．つまり，苦労して集めても（というよりもむしろ，わざわざ調査研究に協力していただいても）目の目を見ないデータになってしまうということです．その意味でもデータの取り過ぎには十分に注意しましょう．

参考 心理的な調査項目の質問紙調査でどうしても質問項目が大量になってしまうときには，事前に十分な検討や対策，将来的な活用についても考えておくほうがよいでしょう．

(2) 既存データを有効に活用してみましょう

　　　　質問紙調査などでデータを収集するには，時間と経費，倫理的問題などさまざまな制約が付随します．

　　　　多くの教科書に書かれている**無作為抽出**（p. 106）や複数の施設からのデータの収集などは初心者には必要ないでしょう．無作為抽出というのは，調査対象者が偏らないように，結果を当てはめようとする集団の誰もが選ばれる可能性が等しくなるように選ぶことです．中途半端にデータを収集するくらいであれば，最初から簡単な方法でデータを集めることに専念してしまったほうがよいと思います．

　　　　新たなデータの収集だけに目を向けるのではなく，既存のデータを有効に活用して確実に結果を出すことも1つの方法です．世の中には有効に活用されないで埋もれたデータがいくらでもあります．例えば，人口動態統計や各種の指定統計などです．また，病院の中には検査データなどさまざまなデータが埋もれているはずです．新しいデータを取るだけが研究ではありません．こうしたデータをもっと有効に利用してみましょう．

統計解析が待っています

　　　　看護研究を解説した本の中には，研究の進め方や統計解析の初めの部分ではわかりやすく初歩的な解説をしていても，いつの間にか難しい分析方法が何の前触れもなく登場するパターンが結構あります．

　　　　看護研究で比較的よく使われるのは，分散分析，因子分析，重回帰分析などの多変量解析です．これは，多くの変数（身長や血圧のような調査項目のこと）を同時に分析する複雑な統計手法のことです．話の流れや雰囲気から，あまり違和感なく読み進んでいけますし，何となく自分でもわかったような気になってしまうものです．しかし，統計解析の基本を順序立てて解説しているわけではないので，実際には多変量解析で何をやっているのか自信を持って理解し，説明することは難しいでしょう．

　　　　もちろん，一般の看護研究をする人が統計解析の数学的な理屈まで説明できる必要はありません．しかし，自分が用いている分析については，どのような前提条件のもとで，何を目的に実施され，どのような限界があるのかを知っておかないと，機械的に出てきた結果を見ても正しい判断を下せません．

　　　　データの本当の背景（対象者や入手の手段や方法など）は，調査した人以外にはわかりません．その点を頭に入れておきましょう．もし，既存のデータを利用する場合であっても，データの背景に関しては一通りの説明ができるようにしておかないといけません．

> **参考** 実際の看護研究で必要となる分析は，第3章で詳しく述べるように必ずしも複雑で高度なものではありませんので安心してください．

口頭発表をします

　人前で話すことは得意ですか？　卒業研究や院内研究では研究成果を発表する場が設けられることが多いはずです．日本人はプレゼンテーションがあまり得意ではありません．もちろん，発表だけで研究の評価が決まるわけではありませんが，せっかく時間をかけた研究ですから，多くの人に伝えたいものです．本書では，細かな技術を解説しませんが，プレゼンテーションも1つのスキルですから，正しい方法で練習することによって効率的に能力を高めることができます．

　1つのテーマを決めて研究を進めていくプロセスでは，関係する情報を数多く集めているはずです．専門家というのは，特定分野の知識を集中的に高め続けている人です．その意味では，たとえ研究の初心者であっても，ある限定されたテーマについて多くの論文を収集し，読み込んでいくと，少なくともその特定の分野に関しては，発表会場ではほとんどの人に負けることのない専門家になります．そのように考えて自信を持って発表することが大切です．発表をするときは下を向かず，前を向いて大きな声で話しましょう．

　そして，何よりも大事なことは，発表会全体に関わる一人として，制限時間を必ず守ることです．初めのうちから制限時間を気にしない習慣を付けてしまうと，なかなか治らなくなります．あれもこれも伝えたいことがたくさんあっても，ざっくりとポイントを絞った内容にまとめます．聞いている人（聴衆）は，話している人（演者）ほど細かいことまで気にしていません．慣れないうちは，制限時間より短めの発表原稿を作って，繰り返し練習することです．

論文作成で完成です

　研究の集大成は論文を作成することです．通常は，これまでの研究成果を規程の枚数に収めないといけません．時間をかけて熱心に取り組めば，密度の濃い論文が出来上がることでしょう．詳しくは，p.17のPOINTを参照してください．

研究を相談するときのマナー

　いきなり，資料だけ持って研究方法や分析の相談に来る人がいます．おそらく，どのように研究を進めてよいのかわからないで困っているのだと思います．あるいは，指導教員から相談に行くように勧められたのでしょう．研究の初心者が，先生や先輩にいろいろと相談することは良いことだと思います．ただし，大事な注意があります．それは「専門知識というのは，提供されるのが当然のものではない」ということです．専門知識という単語を診察やカウンセリングに置き換えてみれば容易に納得できると思います．専門家は，ある分野の情報を収集し，知識と思考力を高めるために，それなりの努力と投資をしています．

もちろん，大学で先生に研究の質問をするときでも謝礼が必要などといっているのではありません．最初から安易に考えて，「ちょっと教えてもらうだけ」「簡単な相談だけ」などの態度は好ましくないということです．相手の貴重な時間を割いている，専門知識の提供を受けているということを意識する必要があります．逆の立場になった場合を考えてみましょう．質問したいことをまとめてみたり，自分はどこがわからないのかをしっかり考えて紙に書いてみましょう（実際は，これがよくわからないから質問するのかもしれませんが…）．調べられることや自分でできる範囲はやってみるという姿勢が大切です．

　調査対象に対する倫理的配慮は，異常なほど敏感になっていますが，研究者間の配慮については，意識されることはまだまだ少ないみたいです．

研究と科学哲学や実践は別だと割り切りましょう

　看護研究の本によっては，看護研究を始めるにあたって，世の中のとらえ方であるとか，言語化することの意味であるとか，きわめて抽象的な（哲学的な）問題から入る場合があります．また，看護研究は看護実践に貢献するということを強調する場合があります．研究と実践は必ずしも直結するものではありません．また，研究者が「真実とは何か？」などを考えながら研究に取り組んでいるわけでもありません．

　自分自身の世界観や信念（科学哲学）を持って，問題の発見や解決に取り込み（研究），それが患者さんや地域住民の福祉の発展に寄与する取り組みに結びつく（実践）のであればそれは理想的なことでしょう．しかし，それはさまざまな実践経験や研究経験，そして人生経験を通じて培われていく高度な「技」みたいなものですから，初心者に要求するには無理があると思います．

　研究の初心者の場合は，ひとまず「研究は研究」と割り切って，一定のスキルを身に付けることに専念しましょう．哲学や看護実践のことを考え出すと，急に研究が窮屈なものになってしまいます．

POINT

学術論文作成における基本事項

　学術論文は，より多くの人に研究成果を知ってもらうことが目的になります．卒業研究や院内研究の公表との違いは，査読とよばれる一定の審査を受ける点です．どれだけ頑張って研究をしても，論文として残らなければ，現実には研究をしなかったことになってしまいます．

　論文では，研究の企画から分析，口頭発表までが終わった後に，あたかも一連の研究プロセスが理路整然と行われたかのように整理し直し記述します．論文はそれ自体が完結した1つの作品（アウトプット）になります．したがって，その中で整合が取れていないといけません．

第三者に読んでもらうものだということを強く意識してください．エッセーや作文ではありませんから，自分の思いや気持ちを書くものではありません．ここでは初心者でもできることをまとめておきます．論文は，先行研究などを参考にして「それらしい文章」にします．論文の表現や書き方を「まねる」わけです．書き方はある程度パターンが決まっていますから，一度慣れてしまえば，比較的書きやすいものです．意識してほしいのは，首尾一貫した隙の少ない構成にしていくことです．量的研究の場合には，表現としては簡潔明瞭に，短く記述することを心掛けます．実際に雑誌に投稿する場合には，多くの場合，字数の制限があります．文章を書くのが苦手な人，あるいは文章がわかりにくいといわれている人は，日ごろから専門的な文章を読んだり，書いたりして練習していきましょう．

論文の基本的な構成

　量的な学術論文は，原則として IMRAD（イムラド）とよばれる基本構成をもとに書きます．これは，論文を構成する主要要素である，Introduction（緒言：はじめに），Methods（方法），Results（結果），And Discussion（考察）の頭文字をとったものです．多くの場合，主要部分の前に抄録（Abstract）をつけ，後に，結論（Conclusion），謝辞（Acknowledgement），文献（References）を掲載します．

抄録：全体の内容を制限字数以内で簡潔に要約します．多くの場合は，背景，方法，結果，結論から構成されます（このような区別をしない場合もあります）．第三者が最初に読む部分ですからポイントを絞って書きましょう．抄録が不明瞭だと，その時点で読まれない可能性が高くなります．

緒言（はじめに）：この部分では，先行研究と比較しながら，どこまでが過去に明らかになっていて，どこからが今回の研究で明らかにしたいのかを簡潔にまとめます．そのうえで，最後に研究目的を具体的かつ端的に表現します．

方法：研究対象と研究の手順を，他の研究者が再現できるように記します．どのような場所で，誰を対象に，どのような方法でデータを収集したかを，数値とともに具体的に記します．この部分を読んだだけで，読者が研究の全体像をイメージできるようにしましょう．研究全体の流れと基本となる人数（調査対象数，分析対象数，分析除外者の数や理由など）を図に書いてみるとよいでしょう．

　次に，統計解析の方法と分析に用いた統計ソフトを記します．

　最後に，倫理的配慮についても記してください．所属機関の倫理審査を通ったことが大事なのではなく，どのような倫理的配慮を行ったかが必要です．例えば，質問紙調査などでは，回答をもって了解を得たとする場合もあります．

結果：統計解析の結果で重要なものを，図表を交えて端的に記述します．図表を見ればわかることは長々と書かず，ポイントになる部分だけを書きます．原則として記述は過去形にします．考察内容まで書かないように注意してください．

考察：今回の研究で得られた結果と文献をもとに従来の知見と比較・関連付けして何が言えるのかを記述します．また，誤差（p. 108）に関することを中心に，今回の研究の解釈上の制限や限界を記述します．緒言や結果で記されている内容を繰り返さないように注意しましょう．今後の展望や実践的な意義などは，簡単に書けばよいでしょう．必要であれば，研究の結論を短くまとめます．

謝辞：協力者に対するお礼の気持ちは大事です．ただし，謝辞として掲載する場合には許可を得るようにしましょう．財政的な支援や研究結果を公表することによる利害得失なども記載します．
文献：出典を明記することは，研究を進めるうえで非常に大事なことです．引用した文献（論文や書籍）を雑誌ごとに決められた方法で列記します．実際に入手していない文献・読んでいない文献を記載することは避けてください．
図表：原則として図のタイトルは下，表のタイトルは上になります．表に関しては，最近では横の罫線だけを使い，縦の罫線を使わない場合が増えています．視覚的な効果を狙った立体グラフなどは好ましくありません．図表は1つひとつがそれ自体で完結した内容であることが大事です．論文では，強調したい結果だけを簡潔にまとめることが必要です．

書き方の基本的な注意事項

　まずは，書きやすい部分から書いていけばよいでしょう．投稿規定を十分に読んで書いてください．誤字や脱字などがあってはいけません．自分で繰り返し読むだけでなく，友達や同僚にも読んでもらいましょう．自分ではわかったつもりでも，他の人には意味不明の文章はいくらでもあります．自分の文章のくせはなかなか気が付きにくいものです．査読者は研究の内容を審査するのが仕事であり，論文の校正係ではありません．
　これまでの多くの経験をもとに，論文を書く際に比較的多いと思われる問題点をあげます．
①全体を通じて客観的な表現を心掛けてください．つまり，「私は」「と感じた」のような表現はなるべくしないことです．
②ワンセンテンスがあまりにも長い文章は避けてください．不必要に修飾語が多すぎたり，ワンセンテンス中に接続詞が複数出てくるのもいけません．
③主語と述語が対応していない文章はいけません．ワンセンテンスが長すぎる文章で起こりやすくなります．
④日常語や口語体，会話調の表現は，引用文でない限り論文には使いません．
⑤通常使われる現代語の表記を主体とします．とくに，臨床ナースや臨床経験が長い大学院生は，文語表現，体言止め，助詞の省略など，現病歴や看護記録を書くときの独特のくせや業界用語がそのまま論文に出ることがあります．論文は，内輪の記録ではなく，多くの人に公表するものです．
　全体的な構成は，以下の点に注意します．
①用語は常に統一するように注意してください．キーワードや重要な概念の表記が所々で変化してはいけません．本文だけでなく，図表まで含めて，論文全体で用語を意識して統一してください．
②同じ内容を繰り返し書くことは不要です．強調しているつもりかもしれませんが，論文は短く書くことを求められています．
③用語の説明は初出に書きます．2回目以降に書くなど，後を読まないと前の記述が理解できない構成は良くありません．論文自体が，最初から最後に向かって滑らかに流れていることが必要です．
④最初から言いたい内容がダイレクトに伝わる文章を書くことが大事です．査読をしていると推理小説のような投稿論文が多数あります．査読者が本文のいろいろな箇所や図表を手掛かりに，読み進めることで，内容を推理できるような論文です．学術論文では記述内容を読者に推理させる必要はありません．

Column 1-4

ビジネス書に学ぶ

　研究というと何か特別なことをするみたいですが，学生であれば学習方法や試験対策，臨床ナースであれば日常業務のこなし方など，日常の習慣の延長である要素も大きいものです．研究ということにとらわれすぎず，アウトプットを出す思考パターン・行動パターンを日常生活にも多少取り入れてみるとよいでしょう．こうしたことを，効率的，効果的に進める方法が多数開発されています．皆さんになじみの深いKJ法もその1つです．いわゆるビジネス書として「思考法」「仕事術」「時間術」などの本は山ほど出版されています．本を読んだだけではすぐに結果は出ませんが，効率よく結果を出している人は，必ず自分なりの考え方や方法論を持っています．人間は機械ではありませんから，何でも理屈通りに行動できるわけではありません．少しでも効率的に結果を出すことを考えてみることは，研究を進めるうえでも価値があります．

　基本になるのは，問題解決のための思考力，時間や情報の管理，そしてアイデアの作り方だと思います．看護研究を何か特別なものと考えがちですが，結局は広い意味での「問題解決」の一種であり，研究だけに特別な思考方法があるわけではありません．日頃から，問題解決のための思考力を磨いていけばよいわけです．そのためには，「問題の定義」「仮説（問題意識）の設定」「情報の収集・分析」「分析結果のまとめ」という一連の流れをいつも意識することです．

　卒業研究や院内研究にはいつまでにやらなくてはいけないという締め切りがあります．このような場合には，ゴール（将来）から後ろに戻って，そのためにすることを考えるという具合に，現時点までの計画を立てるとよいでしょう．

　また，そのために必要になるものも，あらかじめ具体的に書き出しておきましょう．一般に，物事はポイントとなる2割をきちんと押さえておけば，8割方は終わったものといわれています．枝葉末節にこだわることなく，重要なことからどんどん進めていくとよいと思います．確かに，研究の核心的な部分では，こだわりを持ち熟考することが必要です．しかし，それはごく一部ですからメリハリをつけることが大事です．あまり1つのことにこだわり過ぎず，同時にいくつかのことを進めることも有効です．コピーを取ったり，連絡をしたりするなどの案件は隙間時間にできることです．そのためには，やらなくてはいけないことをリストアップし，優先順位をつけることが必要です．

　人が関わることは研究者の都合通りにはなりません．時々，相手の都合を全く考えず，研究者の都合で研究を進められると思っている人がいます．研究の計画を立てたら，最初にするのは，調査に協力してくださる方との打ち合せです．論文を集めたり読んだりすることはいつでもできます．倫理審査なども同様です．1回で承諾されると信じて計画を立てる人がいます．

　疑問に思ったこと，重要だと思ったことは必ずその場でメモをとる習慣を付けてください．「幸運の女神に後ろ髪はない」ということわざがあります．チャンスは後で気付いても遅いということです．頭に浮かんだことは，文字にすることで記憶に残り客観的にとらえることができます．きちんと論文を仕上げてくる人の多くはメモを取る習慣を持っています．教員の説明をきちんと「記録」しています．普段からそのような習慣が身に付いているのでしょう．これは，時間を無駄にしないためにもよいことです．メモに集中し過ぎて話を聞きとれないのは困りますが，少なくとも何も記録しないで，その後上手くいくことはありません．文字で書き残すことをしないと，テーマを意識して考える機会が減るので，有益な情報も入ってきませんし，アイディアも浮かびません．日頃から，仕事や勉強を能率的・創造的にするにはどうしたらよいかを考えて行動に移すことは，効率よく研究を進めることに結びついていきます．

第 2 章 統計の種類と予備知識

　「統計って何？」と聞かれたとき，「データを集めること」「いろいろな出来事の様子を数字で表すこと」「多くの人を観察してわかったことを簡単な数字でまとめること」「グラフを使ってさまざまな出来事の特徴を表すこと」「少数での調査の数字から一般的な結果を出すこと」などいろいろな答えがあると思います．

　「数値」「集団」「データ」「グラフ」「調査」などの要素はどれも統計に結びついています．統計解析の具体的な方法は第 3 章で紹介しますが，そこで必要な予備知識を，本章で身に付けておきましょう．

統計の基礎

なぜデータを集めて統計を取るのだろう？

統計を取るのは何のためでしょう？

統計を取る理由の1つは，世の中の多くの出来事には個人差（個人による違い）があり，人それぞれ特徴が違う，つまり違う値を取るからです．世の中の全員が同じ値を取れば統計を取る必要はありません．もし，クラスの全員が女性であれば性別に関するデータや統計を取る必要はありません．例えば，病棟の中には血圧が高い人も低い人もいます．病棟という集団全体の特徴を知ろうと思えば，その中にいる患者さんのデータを多く集めることが必要です．個人差があり1人ひとりの値は違っていても，たくさんのデータを集めれば何らかの特徴的な傾向や規則が見えてくるはずです．つまり，統計を取る理由は，①ある集団での特徴的な分布の様子をとらえるため，②ある現象の一般的な傾向や規則を知るため，なのです．

集団の「おおよその様子を知る」という考え方はとても大事です．それは，たとえ多くの人々の平均的な様子しか見ていなくても，個人だけしか見ていない場合に見逃すことのほうがはるかに多いからです．どれだけ一人を注意深く観察したとしても，集団全体の特徴は見えてきません．つまり，その人が持っている特徴が果たして集団の中でどのような位置にあるのかは決して分からないということです．

データ・変数・分布とは

個人や状況に応じて値が変わる調査項目を**変数**といいます．データといってもほとんど違いはありませんが，変数を集計したものもデータと呼んだりしますので，データのほうがやや意味が広いといえます．

身長や体重など個人差があるものは変数です．そして，変数がさまざまな数値を取ることを**分布**といいます．例えば，身長なら，150 cm，155 cm，162 cm などいろいろな値を取ります．分布が生じるのは，人間でいえば個人差があるからです．身長はなぜ人によっていろいろな値を取るのだろう．どんな値を取るのだろう．その分布の特徴はどんなだろう．なぜそのような分布を取るのだろう．統計を取りながら，このように考えていくわけです．変数と分布という考えは統計学の基本になります．

間違った苦手意識を取り除こう

量的研究あるいは統計解析に対して苦手意識を持つ人の多くには，難しい数学が関係しているとか，複雑な分析が必要だという漠然とした思い込みがあるようです．しかし，少なくとも初心者（実際には，ほとんどの量的看護研究をする人といっても同じです）が行う統計解析には，複雑な数学の知識や分析は必要ありません．

それでは，なぜデータを集計してから，その後の分析で苦労するのでしょうか．理由は非常に簡単で，分析の手順を最初に勉強していないからです．これは，例えていえば看護の基本的な手技（血圧測定や採血など）が身に付いていないのに見よう見まねで診療を行っているのと同じレベルの話です．基本が身に付いていないといつまでたっても，自分のやっていることに自信が持てず，望んでいる分析をするための具体的な方法や正しい結果にはたどりつきません．

統計解析の手順（目的に応じた分析の順番と使える分析方法）は，ほとんどパターン化されています．目的に応じて分析方法の選択肢はいくつかありますが，何を示したいのかが決まれば，使える方法と具体的な分析の手順はほとんど自動的に決まってしまいます．分析する人によって手順や方法が異なることはあまり多くはありません．人それぞれ分析方法が異なっていたら困りますね．これは，基本的な診療ガイドラインなどと似ています．実際には，この単純な事実を知らない人がかなりいます．その理由は，確実な基本知識が身に付いていないままにいきなり複雑な方法を選ぶからです．複雑な分析は一見華やかですし，いかにも研究をしているように見えます．確かに，複雑な分析をしてみて初めてわかることもあるのですが，簡単な分析をしないで見落とすことのほうがはるかに多いということを知っておきましょう．複雑な統計手法などがなかった時代でも，優れた量的研究はいくらでもあったのです．

データの分析方法をパターン化してみる

データの種類は，大きく分けて「量的な変数」と「質的な変数」に区別され（p. 29），それぞれに決まった分析の方法があります．

また，同時に分析する変数の数は，1つ，2つ，3つ以上とさまざまですが，それぞれの場合に分析の方法が決まっています．そして，質的な変数よりも量的な変数のほうが，また，同時に分析する変数の数が増えるほど，分析方法の種類は急速に増え，しかも複雑で抽象的になっていきます．

分析の基本として，まず得られたデータのうち1種類の変数に注目して，データを整理・要約します．しかし，世の中で起きる多くの出来事が単独であることは少ないので，2種類の変数に注目して，それらの関係を分析することが多くなります．例えば，身長と体重の関係などがそうです．

さらに，3種類以上の変数に注目することもありますが，同時に3種類以上の変数を扱うことは容易ではありません．図形で考えてみても，平面（2次元）が立体（3次元）になるだけで，見通しは非常に悪くなります．空間では「錯覚」も起こります．まして，4次元（4つの変数）以上になると図形的な理解はできないでしょう．統計解析も同じことです．

基本レベルでは，2種類までの変数（つまりは，具体的にイメージできるレベル）を同時に扱う方法を十分に習得することが大事です．この訓練を積まないうちに，いきなり3種類以上の変数を同時に分析するくせを付けてしまうと，基本に戻って2つの変数の関係をじっくり考えることができなくなります．

参考 同時に扱う変数の数は，記述統計か推測統計（p.26）かで違いはありませんが，3つ以上の変数を同時に扱うのはほとんどが推測統計です．つまり，より抽象的で理解（実感）し難い分析になっていきます．

統計学に振りまわされないで

　基本的な統計処理が確実にできるだけで，データの特徴をかなりクリアにすることができます．分析方法が複雑になるということは，それに付随する条件や制約も厳しくなり，結果の解釈も難しくなるということです．複雑な統計手法を知ることが統計学を学ぶ目的ではないということを意識しておきましょう．

　とくに看護学という，人間の生活や心理，価値観など，もともと数値にすることが難しい（あるいは無理を承知で数値にしている）テーマを扱う場面が多い領域では，統計解析の役割には限界があります．統計学的に導かれた結論はあくまでも1つの結論であり，実際には看護学的な知見によって総合的に判断された結論のほうに意味があります．統計学に振りまわされて，研究課題の本質を見失わないようにしましょう．

データばかりに目を向けすぎないこと

　実際に分析を開始すると，意識は内側に内側にと向かっていきます．つまり，統計ソフトで検定（後述する推測統計の1つです，p.84～）をすることに夢中になり，有意差（「統計学的に」意味のある差）を出すことに一喜一憂し，何とか新しい結果を出そうと躍起になってしまいます．

　しかし，あまり視野狭窄を起こしてはいけません．そのようなときこそ冷静になって外側に目を向けてみましょう．データには必ず背景がありますが，そのデータは結果の一般化にふさわしいデータでしょうか．検定した結果に統計的に有意な関係が見られたとしても，あくまでも統計学的な話です．生物学的に，臨床的に，そして何よりも看護実践の現場で意味のある結果だったでしょうか．

実際に数え上げることの大事さ

　確率・統計には，「数え上げ」という大事な方法（実際に全部のパターンを書き出して数えるシンプルな方法）があります．数式のまま理解するほうが得意な人もいると思いますが，具体的に数え上げても答えが同じであれば構わないわけです．統計ソフトが出した結果だけを見ていると，間違いに気が付かないことがあります．

　具体的に数え上げていると，さまざまなパターンが見えてきます．データ解析も似たようなところがあり，繰り返し自分のデータをいじっていると，時として思いもよらぬ発見があります．そうしたら，その原因を確かめてみたいと思うでしょう．これ自体が立派な看護研究になっていきます．また，統計解析ソフトに頼り過ぎるあまり，

直に自分のデータを見ようとしないことも問題です．自分の取ってきたデータをどこまで愛着（？）と実感を持って自分で扱えるかが重要です．

Column 2-1

統計解析と看護アセスメントは似ています

看護師が患者さんをアセスメントするときには，観察によって最低限抑えるべき項目と，基本的な手順があります．そして，それらの情報の把握と判断を同時に行っています．

例えば，バイタルサイン（血圧，脈拍，体温など）のチェックで考えてみましょう．こうした基本的な項目が確実に測定されないうちに，高度な検査や高級な機器での診療をしてもあまり意味がありません．

基本的な手技は，慣れてしまえば一見簡単そうに見えるかもしれませんが，実はかなり奥が深く高度な知識や経験を必要とします．基本的な情報を正しく把握し，判断すること，決められた手順を守ることによって，特徴がはっきりと浮かび上がり，他との比較が可能になります．また，手順通りに進めることで見落としが少なくなり，場合によっては例外的な，しかし特徴的な現象を見つけ出すこともできることでしょう．

統計解析も同じです．統計データを子どもの患者さんに置き換えてみればよいと思います．統計データは何かを訴えかけているとしても，自分からは上手に語りかけてはきません．そこで，統計データを「アセスメント（評価）」するわけです．記述統計は丁寧なアセスメントに相当します．子どもの患者さんが診察を嫌がっていれば，おとなしくしてもらうように工夫をすることでしょう．データも同じです．最初は扱いにくい数字（間違った値やありえない値など）があるかもしれません．それを徐々に整理して扱いやすくしていきます．いきなり，聴診器を当てたりはしませんね．それと同じで，いきなりExcelの分析を始めたりはしません．まして，簡単な検査もしないうちに高度な医療機器（レベルの高い統計ソフト）で確定診断をつける（多変量解析や検定を行う）わけがありません．データを入力したら，統計ソフトで平均値を出してt検定して「はい，おしまい」というのは3分間診療みたいなものです．

正確に情報を引き出すには看護師の実力差がはっきりと出ます．知識や慣れ（経験）も大事ですが，それ以上に大事なことは，基本的な手順を習得したうえで，どこまで深く考えながらアセスメントするかということです．漫然とアセスメントをしたのでは，患者さんの抱える問題の本質を見抜くことができません．経験が本当にものを言うのはこうした基本的な手順を一通り身に付けた後でしょう．

❷ 記述統計と推測統計の違い

記述統計と推測統計の違いを知っていますか

　量的な研究でさまざまなデータを集める目的を考えたことはありますか．すでに述べたように，統計を取る理由は，ある集団の特徴をとらえたり，ある現象の一般的な傾向や規則を知るためです．

　特定の集団の特徴を捉えること，つまり現状や実態を示すことを**記述統計**（統計的な記述）といいます．一方，ある現象の一般的な傾向や規則を知ることを**推測統計**（統計的な推測）といいます．データを取る目的が2つあることをしっかりと区別しておきましょう．推測統計では一部のデータから全体の様子を推測するという方法を使います．

> **注意** 記述統計・推測統計と分けても，統計学には違いありませんからお互いに無関係というわけではありません．

　記述統計とは，実際に自分の集めたデータをわかりやすくまとめること，データの持つ情報のエッセンスをまとめることです．実際に手元にあるデータをまとめていくので出てきた結果も非常に具体的であり現実的です．

　一方，推測統計とは，自分の集めたデータの特徴（記述統計）をもとに，その背後にあるより大きな集団に向けて一般的な結論を導き出そうとする方法です．推測統計では，得られたデータは単なるサンプルであって，実際に視野に入れているのは結果を一般的に当てはめたい，より大きな集団だということになります．この場合，データのことを**標本（サンプル）**といい，結果を当てはめたいより大きな集団を**母集団**と呼んでいます．言い方を変えると，部分（標本）から全体（母集団）を推測するということです．大事なことは，母集団は通常はすべてを調べることができないほど大規模なものであったり，仮想上の集団であったりするということです．

　実際の看護研究では，記述統計だけを目的とすることはそれほど多くないかもしれません．また，推測統計でも記述統計でも同じデータを使うので（記述統計の延長に推測統計があります），両者の違いは意識しにくいかもしれません．

　しかし，データを集計する場合は，そのデータを得た集団自体の特徴を知ることが目的なのか，その背後にある母集団への一般化が目的であるのか，どちらなのかを意識しておきましょう．このような目的意識がないと，何のためにデータを集計するのか，どの集団に向けてデータを一般化したいのかが定まらないまま，何となくデータを分析しておかしな結論を導いてしまうことになります．

記述統計

現状報告・実態把握

例：A看護大の20歳の女子学生の身長の平均値は160cmです．

母集団　　標本

推測統計

結果の一般化

例：日本の看護大の20歳の女子学生の身長の平均値は160cmです．

記述統計と推測統計の違い

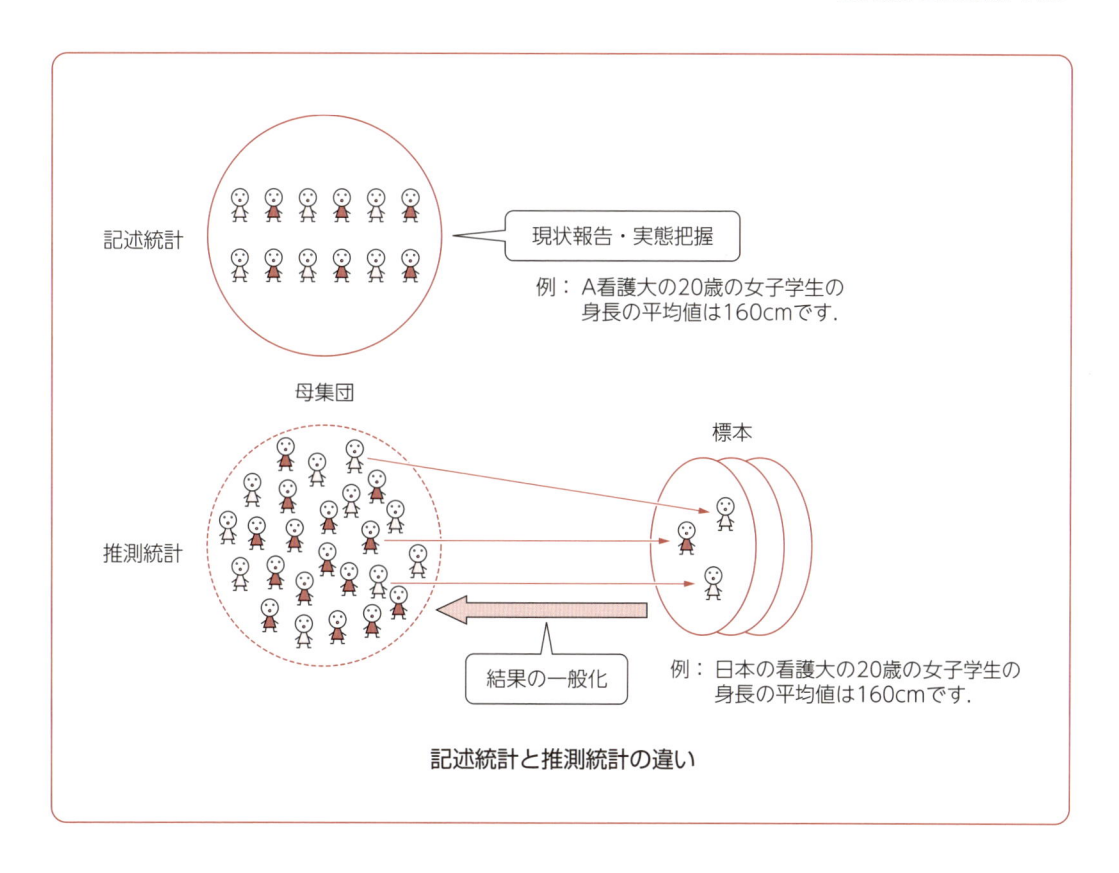

記述統計とは

　身長，体重，性別，出身地などさまざまなデータがありますが，貴重なデータであっても，そのままでは単なる数字や文字の羅列に過ぎません．10人くらいのデータであればすべてを示しても大した分量ではありません．しかし，100人分，1,000人分とデータが増えてくると，それらをそのまま見ていても何も見えてこないし，データの特徴を伝えることもできません．そのため，生のデータをまとめる作業が必要となります．データの持つ情報をわかりやすく記述する統計が記述統計であり，データの特徴とエッセンスを凝縮して図表や数値として記述します．

　記述統計は地味な作業であるため，ともすれば軽視されがちですが，統計学の基本ですのでしっかりと学んでおきましょう．ここでデータを見る目を養っておかないと後が大変です．記述統計がしっかりとできていない研究や報告は，その後にいくら複雑な分析を行っていてもあまり信用することはできません．

推測統計とは

　記述統計ではデータを分析した結果が答えそのものですから，やっていることを理解するのは比較的簡単です．一方，推測統計では入手するのは全体から見ればわずかなデータであり，これをもとにその背後にある母集団の特徴を推測します．方法も理解しにくいですし，通常は結果が正しいかどうかも確認することはできません．そのため，間違った推測をしていても気が付かなかったり，分析方法と結果に自信が持てなかったりする場合が多いのです．

　選挙の開票速報を考えてみてください．ほんのわずかな情報（開票率1%）でも，適切に実施されれば全体の結果（真の当落情報）がかなり正確に推測できます．まさに少数から全体を「推測・予測」しています．実際の研究では，選挙のように母集団（この場合は投票した全有権者）での状況（最終的な開票結果）がわかることはほとんどありません．そのため，通常は推測の結果が正しいかどうかは誰にもわかりません．しかし，統計学的に正しいと考えられる方法を使って推測をすれば，ある程度正確な結果になることは期待できます．

　標本調査や推測統計はよく「味見」に例えられます．鍋いっぱいのスープをスプーンで一杯すくって飲んでみても，均一に混じり合っていれば全体の味の予想がつきます．しかし，味が濃い部分や薄い部分があった場合には，スプーンですくって飲んでみても全体の味の予想がつきませんね．場合によっては，正反対の味と間違ってしまいます．この場合，鍋全体のスープが母集団で，スプーン一杯のスープが標本です．均一に混じり合っているというのは，スープ全体の味の特徴を表しているということです．実際の調査では，無作為抽出（p. 106）という方法を使います．

推測統計（検定）に対する誤解

　推測統計を使えば，母集団のあらゆることが推測できると思っている人がいます．それは全くの誤解です．多くの場合，母集団は仮想的・大規模な集団ですから，実態が不明な部分もあり，そのすべてを推測することはできません（もし，母集団の特徴がわかっていたら，推測の必要はありませんね）．実際には，限られた条件のもとで，限られた内容の検定を行います．推測といえども決して万能ではありません．まず，この点をはっきりとさせておきましょう．

❸ データの種類

質的データと量的データ

　データは，**質的データ**（質的変数・定性データ）と**量的データ**（量的変数・定量データ）に大別されます．

　性別，血液型，学年，健康状態のようにいくつかの区分（カテゴリー）に振り分けられるデータ，つまり質的な違いだけに注目するデータを質的データといいます．分類することを目的としたデータといえます．

　一方で，気温，西暦，身長，体重などはあらかじめカテゴリーがあるわけではなく数値で表さないといけません．このように，定量的な値でデータが与えられるデータを量的データといいます．

データをとる際の「ものさし」　…尺度の種類

　尺度というのは測定に必要となる「ものさし」のことです．尺度には，精密な測り方から，大雑把な測り方までいろいろとあります．

　質的データは**名義尺度**と**順序尺度**に大別できます．名義尺度は，いくつかのカテゴリーに分類するだけの尺度です．性別や血液型などがよい例で，女性を1，男性を2などとする場合です．数字に意味はなく，大小関係の順序性もありません．割り振られた数字は単なる区別の標識です．順序尺度は，健康状態の「1. 悪い，2. 普通，3. 良い」の三段階評価のような尺度です．これは尺度の順序性（大小関係）に意味のある尺度です．健康状態では，1→2→3の順に状態が良くなっています．この尺度では数値の順序に意味はありますが，間隔が等しいとは限りません．つまり，「1. 悪い」と「2. 普通」の差が1であることと，「2. 普通」と「3. 良い」の差が1であることが等しいわけではありません．「1. とても悪い，2. やや悪い，3. 普通，4. やや良い，5. とても良い」などともう少し細かく分けても状況は同じです．細かく分けることと間隔が等しくなることは別です．

　量的データのイメージは連続した測定値です．量的データは，掛け算や割り算に意味があるかどうかで**間隔尺度**と**比尺度**に分けることができますが，この違いを意識して分析をすることはほとんどありません．

　また，量的データを**離散データ**と**連続データ**に区別することもあります．離散というのは，患者数（1人，2人…），入院回数（1回，2回…）のように数えられる値で，とびとびの値という意味です．連続とは，身長や体重のように数直線を考えた場合に隙間なくあらゆる値を取るという意味です．実際には，離散データと連続データを区別することが難しいことがあります．例えば，100点満点の試験の成績を数直線上に記すと「0以上100以下の整数」以外は取らないので不連続データです．しかし，0点から100点までに分かれていれば「ほとんど」連続とみなせます．そう考えると，

データと尺度の種類

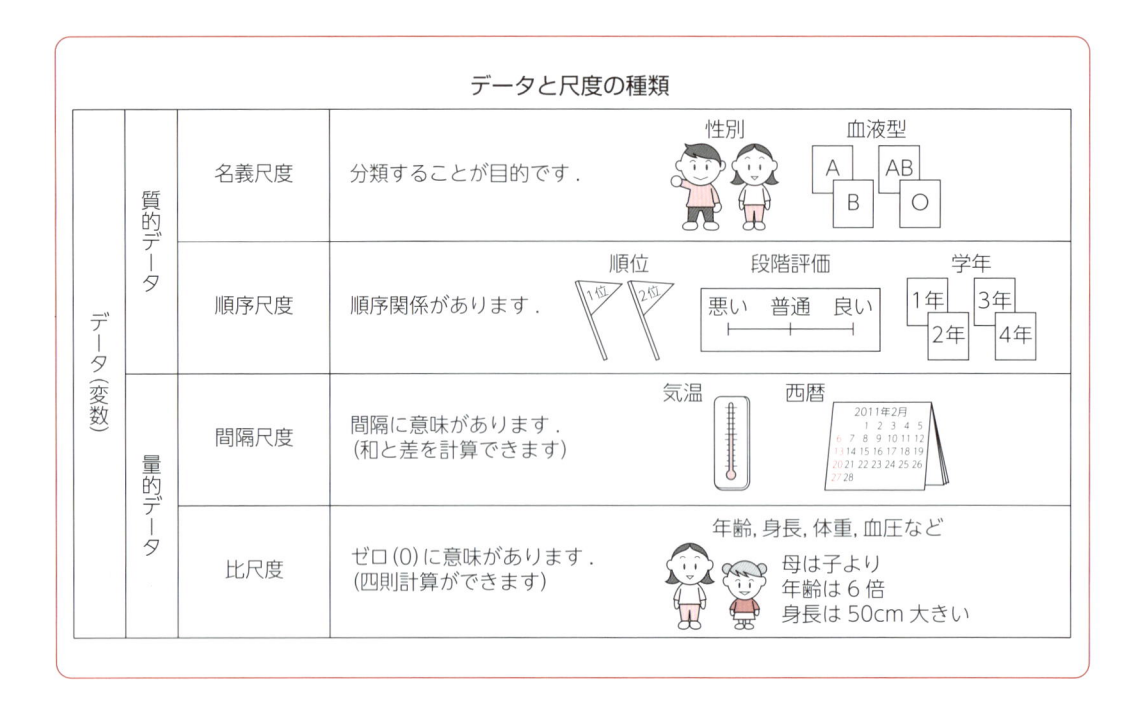

質的データ	名義尺度	分類することが目的です．	性別／血液型 A, AB, B, O
質的データ	順序尺度	順序関係があります．	順位／段階評価（悪い 普通 良い）／学年
量的データ	間隔尺度	間隔に意味があります． （和と差を計算できます）	気温／西暦
量的データ	比尺度	ゼロ(0)に意味があります． （四則計算ができます）	年齢, 身長, 体重, 血圧など 母は子より年齢は6倍身長は50cm大きい

（データ（変数））

離散と連続の違いはかなり相対的な話だということになります．「離散データであっても，数多く分かれていれば，連続データと見なせる」というのが基本的な考え方です．

参考 具体的にどのくらいに分かれていれば連続とみなしてよいのかという基準があるわけではないので神経質になることはありません．統計学は理論的（数学的）には厳密なのですが，実用する場合には結構大まかなことがあります．このあたりの微妙なニュアンスが意外とつかみにくいかもしれません．

データの変換

　量的データを質的データに変換すること（カテゴリー化，p. 79, 82）は容易です．例えば，実年齢でデータを得た後に，65歳未満と65歳以上に分類することができます．このように，量的データは簡単に質的データに変換できるので，データを取る場合にはなるべく量的データとして収集したほうがよいでしょう．逆に，カテゴリーとしてデータを取った後で，やっぱり実数（量的データ）で取っておけばよかったと思っても遅いのです．

④ データ分析の基本

分析する順序を間違えないように気を付けよう

　　　統計ソフトにすべて任せれば分析ができるわけではありません．分析の順序をしっかり押さえておきましょう．
　　データを入力したら，まずデータの**クリーニング**（おかしなデータがないかを探し出すなど，データを分析できる状態に整えること）を行います．そして，図や表で表し（図表化），最後に適切な数値要約（平均値を求めるなど）をします（p. 40）．この順序で分析を進めるのが基本です．
　　しかし，なぜか逆にやる人がいます．データを入力すると，取りあえず数値要約をしてしまい，おかしな値が出てきても気が付かなかったり，あるいはおかしいと思ってあれこれ考えても理由がわからなかったりするわけです．そして，指導教員からヒストグラムや散布図を書くようにいわれ，書いてみてからおかしな値があることに気が付き，入力したデータを見ると確かにおかしな数字が入力されていて，その理由を確認するために質問紙票に戻って入力ミスが見つかるといった具合です．これでは順序が正反対ですね．結局，データを入力し直して再び集計することになり，一番効率の悪い方法になってしまいます．

まずはデータを分析しやすい状態にする　…クリーニング

　　　質問紙調査であれば，データを入力する前に質問紙票をよく見て，未記入ばかりが多い調査票がないか，選択肢の同じ番号だけに○をつけていないか，などを調べます．もちろん，こうした簡単な確認だけですべてをチェックすることはできませんが，こうした確認作業は入力後では大変になります．
　　データを入力したら，まずは第3章に示すような単純な集計（データの並べ替えやクロス集計）によってデータを点検しましょう．そして，おかしいと思ったときには，

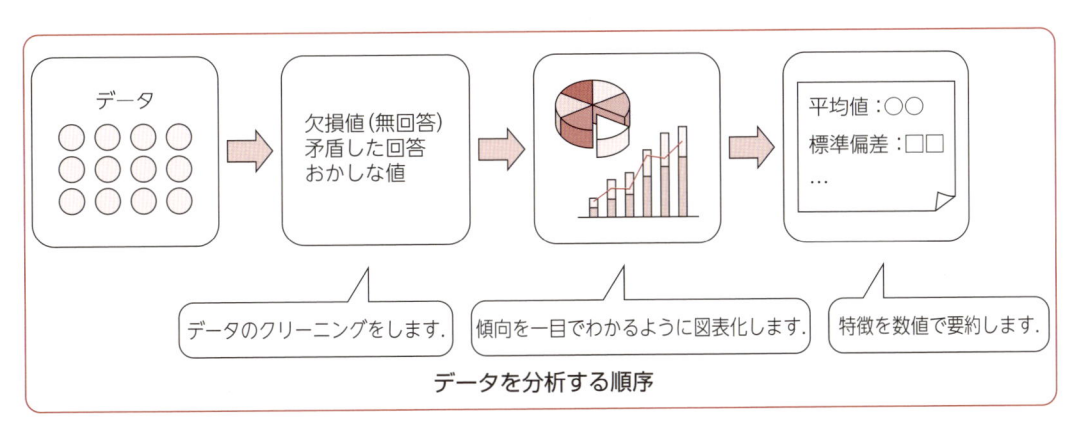

データを分析する順序

データ → 欠損値（無回答）・矛盾した回答・おかしな値（データのクリーニングをします．） → 図表化（傾向を一目でわかるように図表化します．） → 平均値：○○　標準偏差：□□　…（特徴を数値で要約します．）

必ずデータの出所（調査票など）に戻って確認します．これをしないと，結局は最後に大変な時間のロスをしてしまいます．

選択肢以外の数字が入力されていないか，欠損値がないはずの質問項目に欠損値が見られないか，空欄がある場合には単に回答し忘れているだけではないか，などです．有効に分析に使えるデータは多いほうがよいですから，この時点で回答（データ）を修正することは，後からわかるようにきちんと記録しておけば構わないでしょう．論理的に矛盾がないかもチェックします．例えば，「はい」と回答した人だけが，次の質問に回答しなくてはいけないのに，「いいえ」と回答した人が次の質問に回答していたら変ですね．あるいは，男性が出産回数を回答したり，生年月日より1歳半健診日のほうが過去の日付になっているのは変ですね．また，データを小さい順に並べ替えてみれば，あり得ない値やおかしな値が確認できます．記載ミス，入力ミスはどうしても起こりうる間違いですので，しっかりとフォローできることが大切です．

データをわかりやすくまとめる方法 …図表化と数値要約

データから意味のある情報を抽出する方法は，**図表化**と**数値要約**に大別できます．データの特徴をわかりやすく図や表にまとめるのが図表化です．データの特徴を1つの数値で要約するのが数値要約です．数値要約には，目的によってさまざまな方法（p.40）があります．

図表化は，データを総合的にとらえるものであり，報告書やプレゼンテーションなど情報伝達の手段として優れています．しかし，人により受け取る印象が異なったり，紙面やスライドのスペースを要したりするといった難点があります．

一方，数値要約は，客観性と厳密性で優れた方法です．しかし，いきなり行うと大きな間違いのもとになります．

図表化と数値要約にはそれぞれにメリットとデメリットがあるので，できるだけ併用しましょう．原則として，量的データに関しては，必ず図表化を行って分布の様子を実際に確認したうえで数値要約を行います．図表などによる視覚的な確認をしないで，いきなり要約された数値だけでデータの特徴を判断することは非常に危険です．地図を見ないで住所だけから場所を探し出すようなものです．いきなり数値要約だけ

図表化と数値要約のメリットとデメリット

	図表化	数値要約
メリット	全体的・総合的・視覚的	客観的・厳密的・効率的
デメリット	・紙面のスペースをとります ・受け取り方が人によって異なります ・意図的に主張したい部分を強調できてしまいます ・複雑な分析ができません	・全体像を判断しにくいです ・間違いを発見しにくいです

をして結果を誤る間違いは非常に多いので，きちんと図表化する習慣を付けておく必要があります．

連続データは山型に分布する

量的データの分析の背後にある簡単な理論（原理）は，「量的データは山型に分布する」ということです．例えば，身長や体重などを考えてみるとよいでしょう．クラスには身長の低い人や高い人などもいますが，一番多いのはその中間に当たる人たちですね．量的な統計解析の理論の多くはこの事実を前提にしています．この基本を知らないで，あれこれ複雑な分析をして，おかしな結果を出す人が多いのです．

山型の分布の中でも，とくに左右対称なきれいな山型の分布は**正規分布**と呼ばれています．この山は左右対称で単峰性のベル型の理論的な（仮想上の）山です．統計学で最も重要な分布であり，推測統計の基本になります．多くの自然現象や社会現象がこの分布に近いとされています．その理由は複雑なので，説明しませんが，世の中の出来事は一見複雑に見えて，その一方で単純な規則に従っている部分もあるのだと思ってください．

現実のデータがそのままこの正規分布と同じ形をするわけではありません．しかし，データの数を増やしたり，データをうまい具合に整理していくとこの山に近づいていくことが多いのです．実際には多少大雑把であっても山型になっていれば大きな問題はありません．そうすると，数値データの扱い方が見えてきます．「連続データは山型に分布することが多い」という簡単な事実を絶えず意識していることが大事です．

正規分布の平均値と標準偏差

山型の分布は，中心と広がりでおよその形が決まります．分布の特徴を表す指標を**基本統計量**といいます．その代表的なものが**平均値**と**標準偏差**で，平均値は山の中心を示し，標準偏差は山の広がりを示します．

平均値は，小学校以来おなじみの数字です．データの値を全部足してデータ数で割れば求まります．日常的にもよく使っていますね．これは，図形的には山の中心を意味し，そこが山の高さ（一番高い位置）となります．

標準偏差については，求め方よりも図形的な意味を知っておくことが大事です．標準偏差は山の広がりを示すものさしだと考えてください．このものさしは実に便利にできています．少し詳しく説明すると，中心から左右に向かって標準偏差3個分延ばすと山の両端（全体の99.7％）に達します．左右2個分であれば山のほとんど（95％）が，左右1個分であれば山の2/3（約7割）が入ります．それぞれの山ごとに平均値と標準偏差は違うのですが，この性質は同じです．

逆にいえば，連続データで表される世の中の多くの出来事は，平均値と標準偏差が決まると，自動的に山の形も決まってしまいます．つまり，正規分布という理想的な山は，平均値と標準偏差だけで特徴がすべて決まってしまうのです．「統計学は平均値

第2章　統計の種類と予備知識

左右に標準偏差1個分	左右に標準偏差2個分	左右に標準偏差3個分
全体の68%	全体の95%	全体の99.7%
−1　0　1	−2　−1　0　1　2	−3　−2　−1　0　1　2　3

←→は標準偏差の大きさ

正規分布と標準偏差の特徴

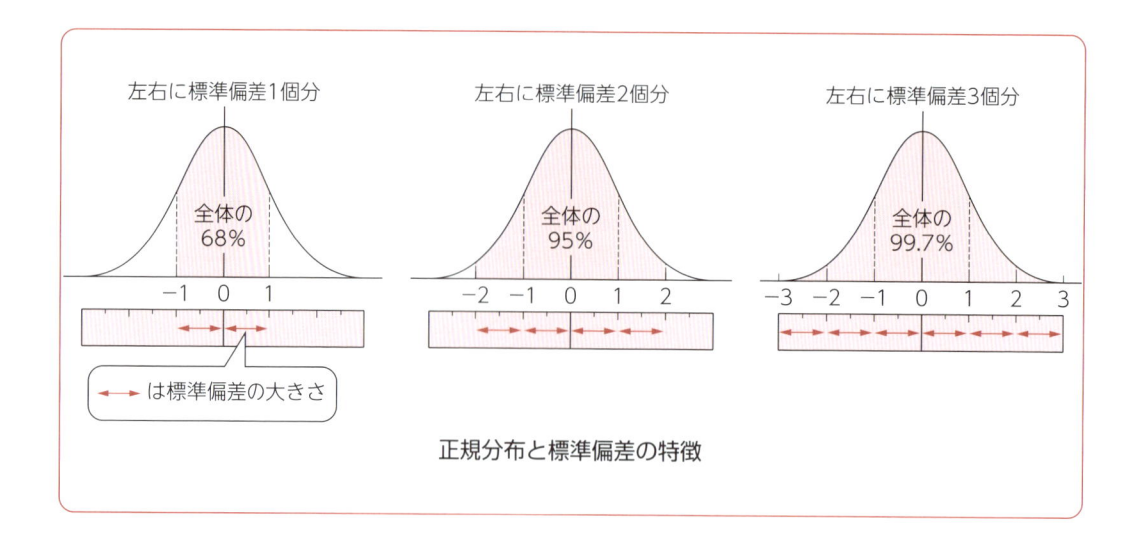

の学問である」とよくいわれます．平均値は統計学で最も重要な値であり，統計学の基礎となるものなのです．

参考 標準偏差も平均値から求めます（p.41）．

平均値が役に立たない？

統計学では平均値が大きな意味を持っていることが何となくわかったと思います．しかし，世の中の出来事はそれほど単純ではなく，平均値があまり役に立たない場合も多くあります．極端に外れたデータ（値）があるときや，山が左右対称から大きくずれる場合などでは，時には，平均値が重要ではなくなるばかりか，間違った印象を与えることにもなります．

参考 これはとても大事な事実なので，保健師の国家試験にも度々出題されます．

知識として知っていても，実践となるとなかなか意識されないようで，データを集めた後に山の形（分布）を調べることなく，いきなり平均値（と標準偏差）を求める人が少なからずいます．確かに，統計ソフトでは，分布を調べなくても機械的に平均値や標準偏差が求まり，その後の分析結果も出てきます．しかし，間違った結論を導く可能性があります．

第3章 身に付けておきたい統計解析のエッセンス

　本章では，データを入力した後に行う統計解析のさまざまな方法を解説します．
　一度でも量的な看護研究をしたことのある人にとっては，馴染みのある方法だと思います．しかし，簡単そうだからといって油断していると，大きな間違いにつながります．本書に書いてあることをいつでも思い出して分析できるようになれば，実力が飛躍的に伸びるはずです．
　実際に自分が集めたデータを操作しながら繰り返し読むことで，本書の内容をしっかりと身に付けていきましょう．時には，自分で計算しながら，実感し，納得してみることも大切です．

❶ 正規分布する1つの量的な変数の分析

　ここでは,「女子看護学生50人の身長のデータ」を例にして,1つの量的な変数の分析をしてみましょう. まずは, 分析に使うツール（度数分布表, ヒストグラム等）を説明します.

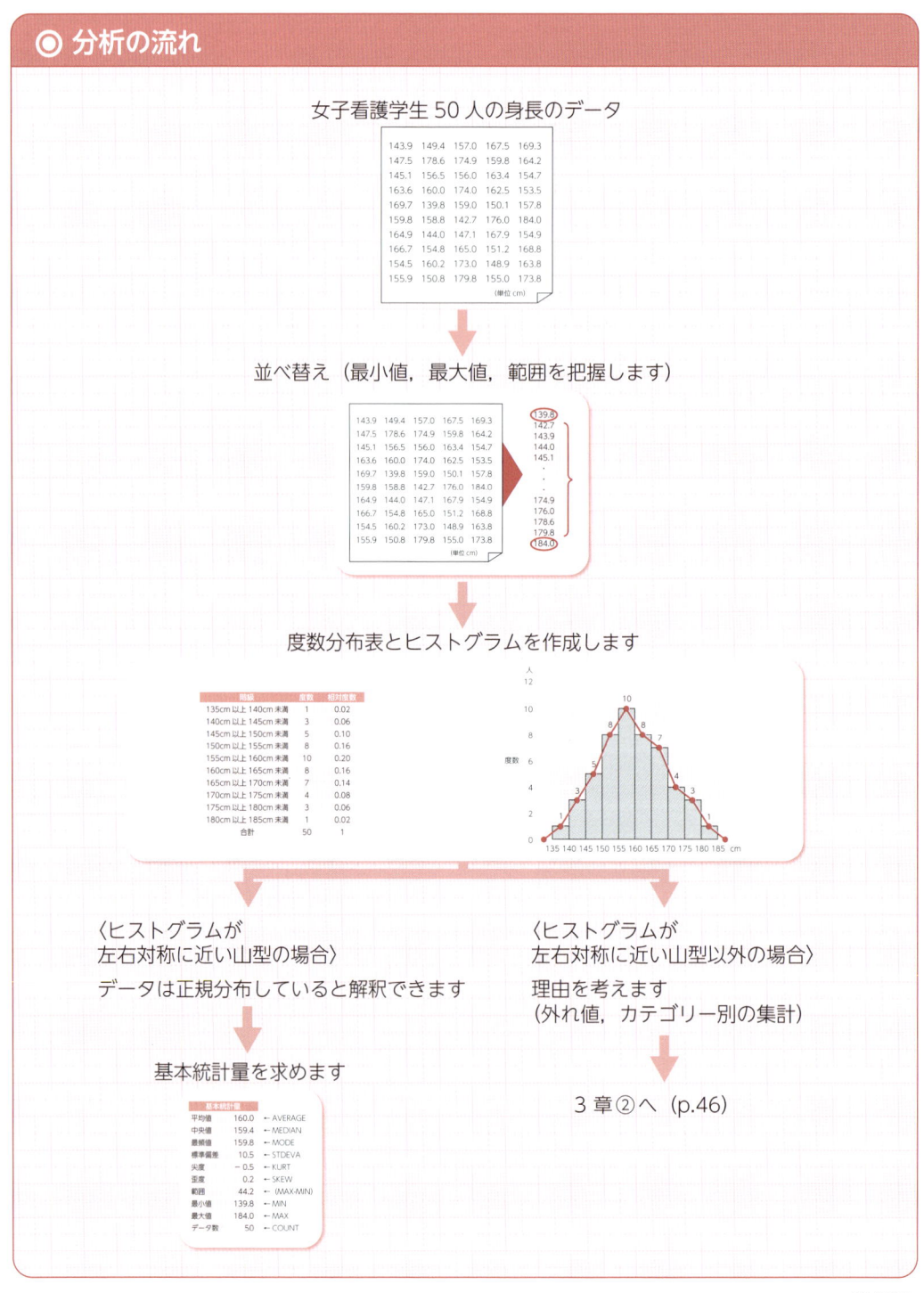

◉ 分析の流れ

女子看護学生50人の身長のデータ

143.9	149.4	157.0	167.5	169.3
147.5	178.6	174.9	159.8	164.2
145.1	156.5	156.0	163.4	154.7
163.6	160.0	174.0	162.5	153.5
169.7	139.8	159.0	150.1	157.8
159.8	158.8	142.7	176.0	184.0
164.9	144.0	147.1	167.9	154.9
166.7	154.8	165.0	151.2	168.8
154.5	160.2	173.0	148.9	163.8
155.9	150.8	179.8	155.0	173.8

(単位 cm)

↓

並べ替え（最小値, 最大値, 範囲を把握します）

▷ 139.8, 142.7, 143.9, 144.0, 145.1, ... , 174.9, 176.0, 178.6, 179.8, 184.0

↓

度数分布表とヒストグラムを作成します

階級	度数	相対度数
135cm以上 140cm未満	1	0.02
140cm以上 145cm未満	3	0.06
145cm以上 150cm未満	5	0.10
150cm以上 155cm未満	8	0.16
155cm以上 160cm未満	10	0.20
160cm以上 165cm未満	8	0.16
165cm以上 170cm未満	7	0.14
170cm以上 175cm未満	4	0.08
175cm以上 180cm未満	3	0.06
180cm以上 185cm未満	1	0.02
合計	50	1

↓

〈ヒストグラムが左右対称に近い山型の場合〉
データは正規分布していると解釈できます

↓

基本統計量を求めます

基本統計量		
平均値	160.0	← AVERAGE
中央値	159.4	← MEDIAN
最頻値	159.8	← MODE
標準偏差	10.5	← STDEVA
尖度	−0.5	← KURT
歪度	0.2	← SKEW
範囲	44.2	← (MAX-MIN)
最小値	139.8	← MIN
最大値	184.0	← MAX
データ数	50	← COUNT

〈ヒストグラムが左右対称に近い山型以外の場合〉
理由を考えます
（外れ値, カテゴリー別の集計）

↓

3章②へ (p.46)

1 正規分布する1つの量的な変数の分析

データの全体像をとらえる

　量的な変数の分析の基本は適切な分布の形を調べることです．単純な作業に見えますが，分布の特徴を見つけ出すにはそれなりの練習が必要です．

　データはそのままでは数字の羅列にすぎません．まず，小さい順に並べ替えてみましょう．最小値（一番低い身長）と最大値（一番高い身長）がわかり，また，最大値から最小値を引くとデータの取る範囲がわかります（図3-1-1）．この時点でも，いろいろな特徴が観察されることがあります．例えば，特定の値や周期（5の倍数など）でデータが集中することがあります．

　次に，データ（測定値）のままでは1つひとつの値に対する人数が少ないので，全体をいくつかの等しい幅（**階級**）に区分して，データの散らばり方を見ていきます．別に，区切りのよい値から始めたり，階級の幅（**階級幅**）をいくつにしなければいけないなどの決まりはありません．結果が見やすくなることが大切です．例えば，5 cmごとに区切ってみます．単に「150 cm〜155 cm」という表記ではなく，「150 cm以上155 cm未満」など境界をどちらに含むのかを明確にします．それぞれの階級に属するデータの個数（**度数**）を数えます．そして，各階級の度数をデータの総数で割った値（**相対度数**）を計算します（図3-1-2）．相対度数は，データ全体の大きさを1としたときに，各階級に属するデータの個数が全体の中で占める割合を意味します．50人の身長と100人の身長の分布を比べるなど，対象の数が異なる集団を比較する場合に便利です．これを表にまとめると度数分布表の出来上がりです．

小さい順に並べ替えてみます．

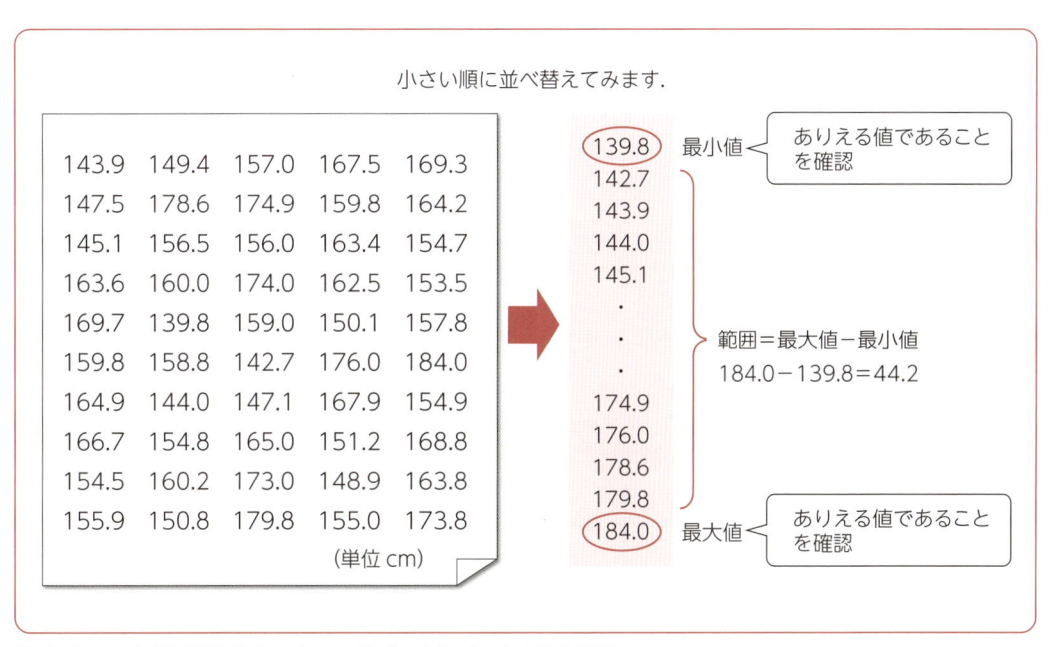

143.9	149.4	157.0	167.5	169.3
147.5	178.6	174.9	159.8	164.2
145.1	156.5	156.0	163.4	154.7
163.6	160.0	174.0	162.5	153.5
169.7	139.8	159.0	150.1	157.8
159.8	158.8	142.7	176.0	184.0
164.9	144.0	147.1	167.9	154.9
166.7	154.8	165.0	151.2	168.8
154.5	160.2	173.0	148.9	163.8
155.9	150.8	179.8	155.0	173.8

（単位 cm）

139.8 ← 最小値（ありえる値であることを確認）
142.7
143.9
144.0
145.1
・
・
・
174.9
176.0
178.6
179.8
184.0 ← 最大値（ありえる値であることを確認）

範囲＝最大値－最小値
184.0－139.8＝44.2

図3-1-1　女子看護学生50人の身長データとデータの取る範囲

図3-1-2 度数分布表

「以上」「未満」などで境界の値がどちらに属するかを明確にします．

階級	度数	相対度数
135cm 以上 140cm 未満	1	0.02
140cm 以上 145cm 未満	3	0.06
145cm 以上 150cm 未満	5	0.10
150cm 以上 155cm 未満	8	0.16
155cm 以上 160cm 未満	10	0.20
160cm 以上 165cm 未満	8	0.16
165cm 以上 170cm 未満	7	0.14
170cm 以上 175cm 未満	4	0.08
175cm 以上 180cm 未満	3	0.06
180cm 以上 185cm 未満	1	0.02
合計	50	1

相対度数の合計は必ず「1」にします．

山型の分布を作ることが目標！

データを分析するときには，分布の形を見ることが一番大切です．そこで，度数分布表を図示します．横軸に測定値のとる値を示し，縦軸には度数を示します．連続型の変数の場合には，連続しているという意味で，柱と柱の隙間は開けません．このグラフを**ヒストグラム**といいます．ヒストグラムの各長方形の柱の上辺の中点を直線で結んだ折れ線のことを度数多角形（ポリゴン）といいます．名前は覚えなくてもよいですが，いくつかのグラフを同じ図の中で比較するときに便利です（図3-1-3）．

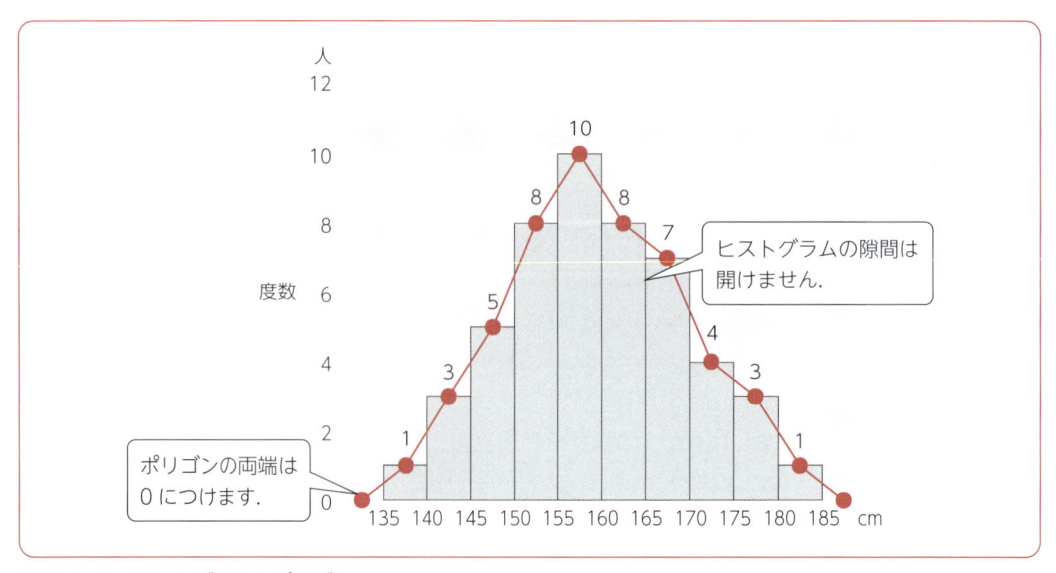

図3-1-3 ヒストグラムとポリゴン

1　正規分布する1つの量的な変数の分析

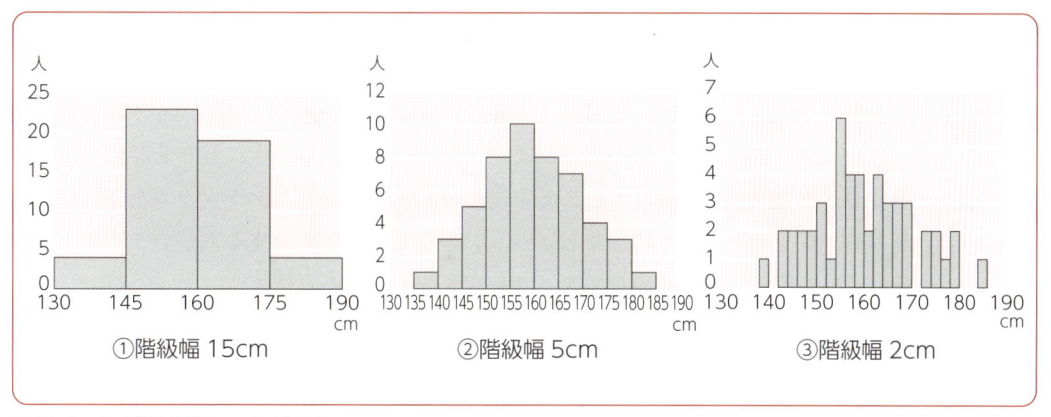

①階級幅 15cm　　②階級幅 5cm　　③階級幅 2cm

図 3-1-4　階級幅とヒストグラム

　ヒストグラムが山型の分布になっているかを確かめましょう．一見山型に見えなくても階級分けを工夫すれば（階級幅を試行錯誤しながら何通りか試してみれば）山型になる場合が多くあります．これは，初心者が一番見落としがちな点です．連続量のデータは山型に分布することが多いという簡単な事実を絶えず意識しておきましょう．

　図 3-1-4 ①では分け方が大雑把すぎてデータの特徴が出てきません．逆に③では階級の数が多すぎてこれもデータの特徴を表していません．①③は不慣れな人が作りがちなヒストグラムです．同じデータでも階級幅を変えることでヒストグラムの様子はかなり違ってきます．階級幅をあれこれ変えて，できるだけ滑らかな山型の分布ができるような階級幅②を探し出しましょう．ただし，1つのヒストグラムでは特別な理由がない限り階級幅は同じに揃えなければいけません．

　データの本当の姿を見逃さないためにも自分で階級幅を検討してデータの特徴を引き出すことが大切です．大事なことは，公式などを使って階級の数を決めたりするのではなく，山型を作るという目的を持って全体の特徴を一番よく表す階級幅を探すことです．

POINT

図示と数値要約にあたって

　分布が正規分布に近いのかそうでないのかの判断が気になるかもしれません．これを調べる複雑な方法がいくつもあります．しかし，実際にはどの方法を使っても満足のいくものはありません．記述統計であれば，得られたデータの分析結果が全てですから，ヒストグラムあるいは度数多角形を示せば十分です．基本統計量に関しても，左右対称の山に近いと（主観的に）判断したのであれば平均値と標準偏差を，そうでなければ中央値と四分位範囲を示せばよいでしょう．

　注意　最大値と最小値，あるいは範囲は，データの数が増えるとどんどん広がっていきます．また，外れ値 (p.49) との区別が微妙なときもあります．

第3章 身に付けておきたい統計解析のエッセンス

分布の特徴を捉える！　…基本統計量の算出

　ヒストグラムを描き，分布のおおよその形がつかめたら，次に分布を特徴づける数値要約（**基本統計量の算出**）をします（図3-1-5）．必ずヒストグラムを書いてから基本統計量を求めるようにしましょう．いきなり数値要約をする人がいますが，基本統計量の数値だけで分布の様子をイメージすることは不可能です．

　基本統計量は，分布の様子を簡潔に表す便利な道具です．分布の形が単峰性の山型に近いときには，ヒストグラムと対応させて使いましょう．山というのは，①中心の位置，②広がり具合（ばらつき），③形状を表すことで特徴がわかります．それぞれの基本統計量の意味を正しく理解し，読み取る練習を繰り返してください．

　分布を正しく読む力は基本ですから，いろいろな道具を紹介しておきましょう．

①中心の位置を示すもの　…　代表値

・平均値（ミーン）：データの値をすべて足して，その個数で割った値

　　極端に離れた値（外れ値）があったり，分布が偏っている場合には集団を代表する値とはいえなくなります．すべてのデータを使っている点に価値があります．

・中央値（メディアン）：データを小さい順に並べたときに真ん中にくる値

　　例えば，5つのデータ：1, 2, 4, 6, 8であれば3番目の値である4が中央値です．データが偶数の場合は真ん中の2つの平均を取ります．例えば，6つのデータ：

基本統計量		
平均値	160.0	← AVERAGE
中央値	159.4	← MEDIAN
最頻値	159.8	← MODE
標準偏差	10.5	← STDEVA
尖度	−0.5	← KURT
歪度	0.2	← SKEW
範囲	44.2	← （MAX-MIN）
最小値	139.8	← MIN
最大値	184.0	← MAX
データ数	50	← COUNT

値を求める場合のエクセルの関数名です．範囲だけは計算式を入力して求めます．

基本統計量による診断のポイント
①平均値と中央値がほとんど等しく、標準偏差に意味がありそうです．
②尖度、歪度ともに0に近く、正規分布に近いことがわかります．
③平均値±2×標準偏差の近くに最大値と最小値が入ります．
④範囲の4分の1と標準偏差が近い値です
※以上より、ヒストグラムと対応していることを確認します．

図3-1-5　基本統計量（エクセル関数を使って図3-1-1のデータから求めています）

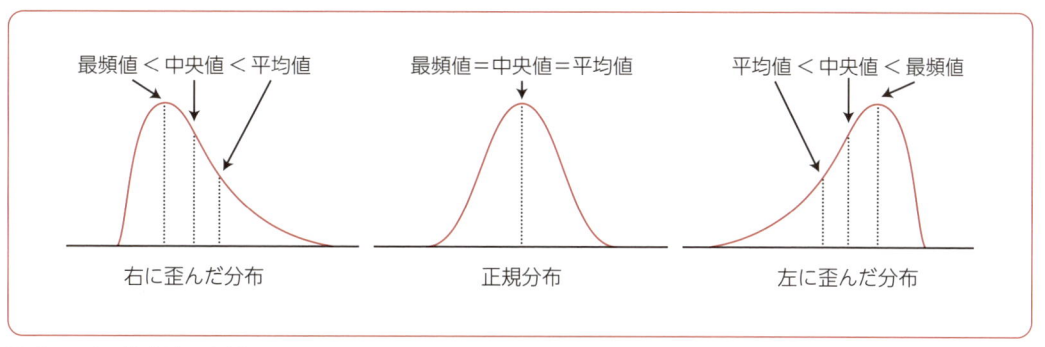

図3-1-6 代表値の関係

1, 2, 4, 6, 8, 9であれば4と6の平均である5が中央値になります．分布が左右対称の山型であれば，平均値と中央値は等しくなります．

・**最頻値（モード）：最も頻度（度数）の多い値，あるいは階級の値**
　データの数が多いときには使ってもよいでしょう．正規分布では，平均値，中央値，最頻値の3つは一致します．平均値と中央値の値が，違っているなと感じた場合は，分布が左右に偏っている可能性があります（図3-1-6）．

②広がり具合（ばらつき）を示すもの　…　散布度

分布の広がりを示します．左右対称の分布であっても，データが左右にどのくらい散らばっているかによってその形はさまざまです．中心の位置を示す指標（代表値）とばらつきの指標の2つを用いれば，分布の大まかな形状を記述できるので，代表値とペアで用います．

・**分散：平均値と個々のデータの差を平方（2乗）した値の平均値**
　意味がわかりにくければ，ばらつきの指標，程度の理解でもかまいません．分散の値が小さいほど平均値のそばにデータが密集しており，値が大きいほどばらつきが大きいことを意味します．分散は理論的には非常に重要です（p.85）が，平方することで最初のデータとは単位が異なりますので，記述統計ではあまり用いません．2乗の和ですから，分散は常に0以上です．

・**標準偏差：分散の平方根をとった値**
　標準偏差の単位はデータや平均値と同じになるので，これらの値と比較できて便利です．例えば，成人女子の身長の平均値が160 cmであれば，標準偏差も10 cmのような具体的な大きさとして求められることを知っておいてください．標準偏差は，平均値を中心にデータがおよそどのくらい遠くまで広がっているかを測る「ものさし」です．標準偏差も常に0以上です．

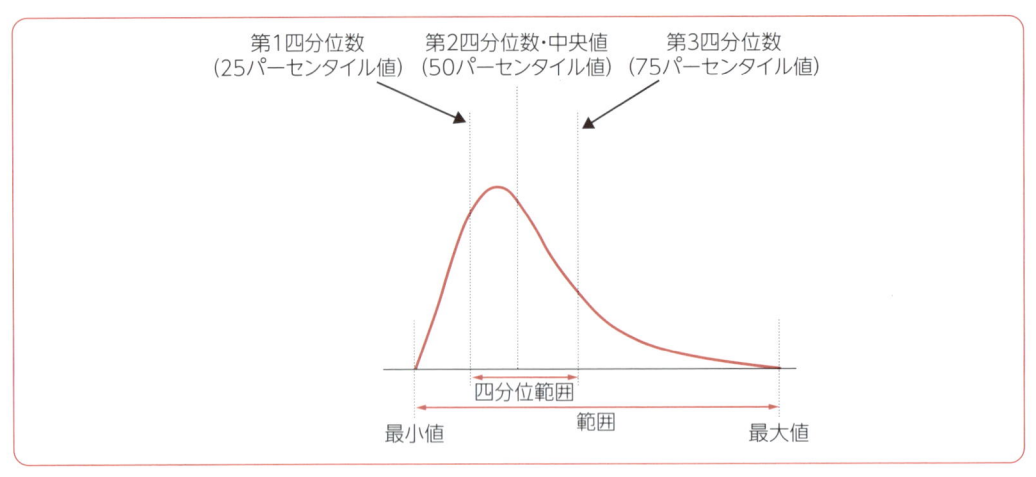

図 3-1-7　四分位範囲の意味

・四分位範囲：データを小さい順に並べたときに，中央の半数が含まれる範囲
　小さいほうから数えて 25％目を第 1 四分位数（25 パーセンタイル値）といいます．中央値（50％目）が第 2 四分位数，75％目が第 3 四分位数です．第 3 四分位数と第 1 四分位数の差を四分位範囲といい，ここには全データの半分が含まれます．四分位範囲の半分が四分位偏差です（図 3-1-7）．

・変動係数：ばらつきを比較する指標
　平均値が著しく異なるとき，単位が異なるときには，標準偏差の大きさが平均値の大きさに対してどの程度の割合を占めているかを比較します．変動係数は標準偏差を平均値で割って求めます．平均値と標準偏差はいつでも単位が同じですから，変動係数には単位がありません．

③形状を示すもの　…　歪度と尖度
　正規分布に対する分布のずれを表します．中心の位置の偏りと，峰の尖り具合（中心へのデータの集中）を表します．

・歪度（わいど）：中心の位置の偏りをみる指標
　左右対称な正規分布では 0 です．正の場合には右に裾が長く（山の中心が左に偏っている：右に歪んだ分布），負の場合に左に裾が長い（山の中心が右に偏っている：左に歪んだ分布）ことを表します．裾の伸びる方向と歪みの向きを間違えないでください（図 3-1-8①）．

・尖度（せんど）：峰の尖り具合をみる指標
　正であれば正規分布よりも尖っており，負であれば正規分布よりも丸く鈍い形をしています（図 3-1-8②）．

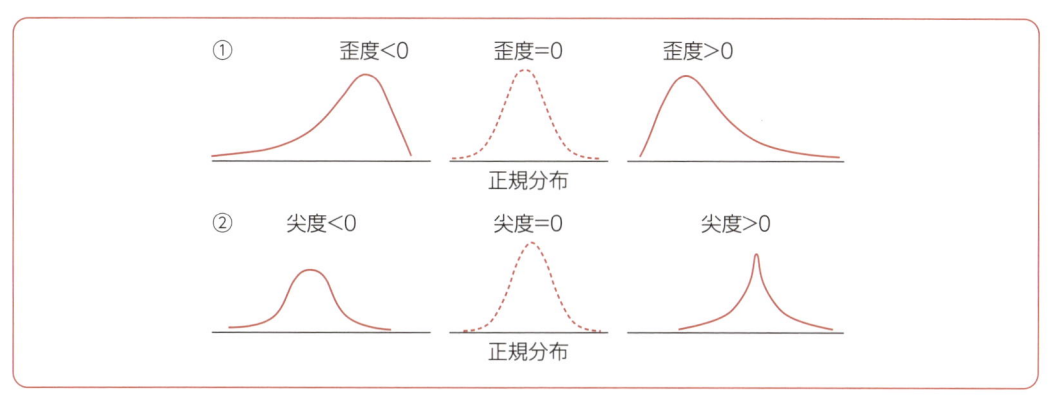

図 3-1-8　分布の形状　…歪度と尖度

標準偏差の性質

　標準偏差は平均値とペアで活用することが大事です．標準偏差と平均値を求めることで，分布の中の個人の測定値の意味がわかります．例えば，看護技術の試験の平均点が 60 点のとき，自分の点数が 70 点であったとします．単純に平均点よりも良かったというだけでなく，どのくらい良かったのかを知るための判断材料になるのが標準偏差です．標準偏差は平均値からの離れ方を表しています．

　もし，得点が正規分布に従い，標準偏差が 10 点であれば，70 点という点数は平均 60 点から良いほうにごく普通に離れているだけです．一方で，標準偏差が 5 点であれば，70 点というのは平均から標準偏差の 2 倍良いほうに離れていることになり，かなり良い点数だといえます（図 3-1-9）．

　1 つのデータの値の持つ意味は，平均値から標準偏差の何倍離れているかということで判断できるのです．標準偏差は平均値とセットで使うものですから，分析結果として示す場合には，ふつうは［平均値±標準偏差］と記します．平均値から左右に標準偏差の分だけ離れていれば，その範囲に全体の 68％のデータが含まれます．さらに，標準偏差の 2 倍分離れると 95％のデータが含まれます．複号（±）で示す意味がわかりますね．

注意　時々，身長が 165.5±3.5 cm と記されているときに，±3.5 cm を標準偏差だと勘違いしている人がいます．標準偏差は 3.5 cm であって，決してマイナスにはなりませんので注意してください．

参考　データの値から平均値を引いて標準偏差で割る操作をデータの**標準化**といいます．標準化を行うと，分布の中心（平均値）とばらつき（標準偏差）が調整され，分布の平均値が 0，標準偏差が 1 になります．標準化はさまざまな比較に使えるので便利です．このときのそれぞれのデータの値を**標準得点**といい，集団の中における個人のデータの相対的な位置を表します．受験にはつきものの偏差値も標準得点の一種です．

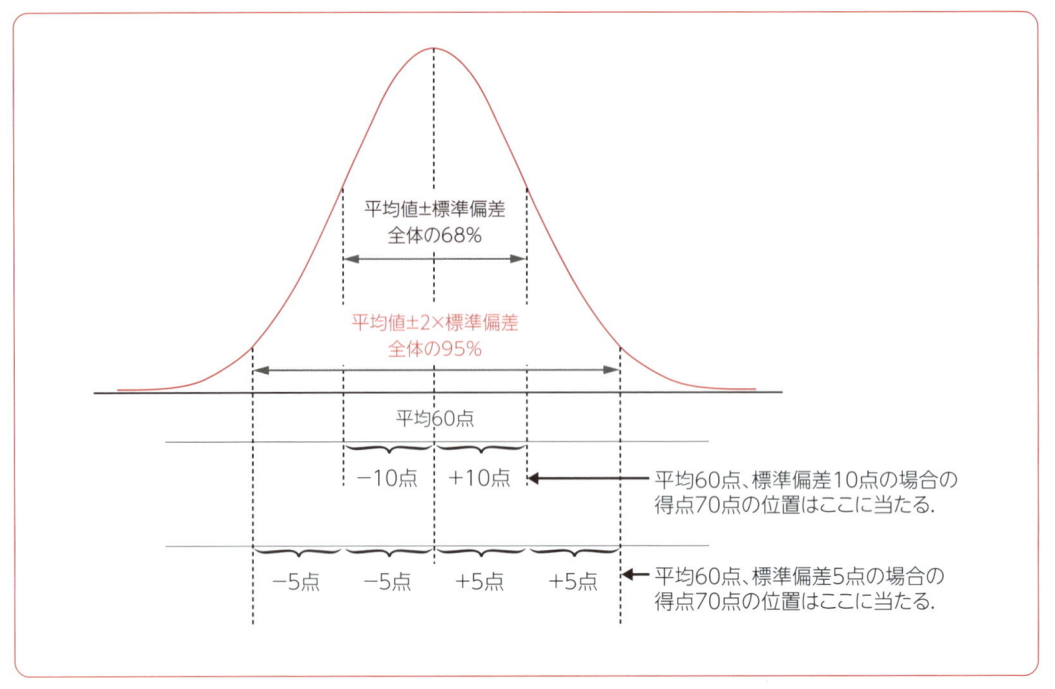

第3章　身に付けておきたい統計解析のエッセンス

図3-1-9　平均値と標準偏差の意味

POINT

標準偏差とヒストグラムを照らし合わせてみよう！

女子看護学生50人の身長のヒストグラムで標準偏差の意味を確認してみましょう．エクセル関数で求めたところ平均が160.0 cmで，標準偏差は10.5（およそ10 cm）でした．図に示したように平均値±標準偏差の範囲（150〜170 cm）に33人（全体の66％）が含まれ，平均値±2×標準偏差の範囲（140〜180 cm）に48人（全体の96％）が含まれています．このように図で確認すると標準偏差のものさしとしての役割がよくわかるのではないでしょうか．

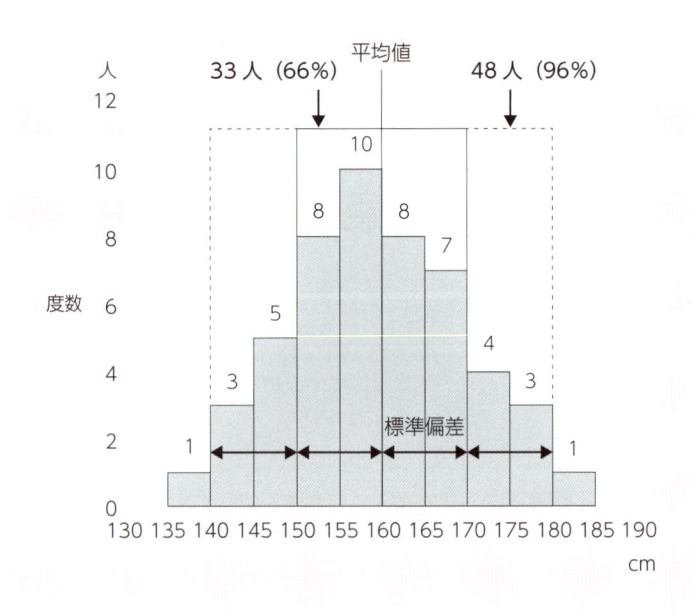

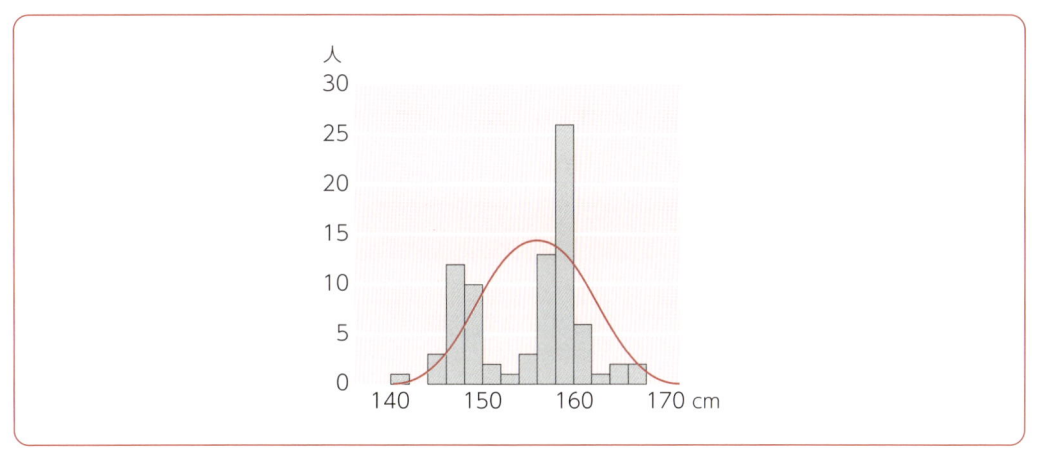

図 3-1-10　ヒストグラムに対する正規分布曲線がおかしな例

究極のヒストグラムがモデル曲線です

　　身長のデータが偏りなく数多く得られると，分布のばらつきが小さくなり，次第に曲線らしくなってきます．ヒストグラムはどれだけ対象数が増えたとしてもあくまでも現実の集計結果ですから曲線にはなりません．一方，正規分布の曲線は実際の身長のデータ（標本）を多数取ってきた場合の集団（母集団）の理論的なモデルを描いたものです．

　　世の中の出来事がモデル通り正確に分布することはありませんが，モデルを使って説明するといろいろな予測をするうえで便利なのです．例えば，血圧の測定値が正規分布に近いとき，平均値と標準偏差を使って，血圧が非常に高い人の人数を予測できれば高血圧の予防対策などに有効でしょう．

> **注意** 統計ソフトで機械的に集計すると，山型になっていないおかしなヒストグラムでも正規分布曲線が表示されます（図 3-1-10）．これをそのまま使うことは，単純集計がよくわかっていませんと言っているようなものです．

おわりに

　　正規分布に近い，1 つの量的な変数の集計は統計学の基本です．まずはヒストグラムの作り方に慣れましょう．そして，基本統計量（特に，平均値，標準偏差，中央値）の性質をよく知ったうえで，ヒストグラムと対応させて理解する練習をしてください．

❷ 正規分布しない1つの量的な変数の分析

　ここでは，「ある病院の患者さん100人の入院期間（在院日数）のデータ」を例にして，1つの量的な変数の分析をしてみましょう．このデータは正規分布せず，ヒストグラムが典型的な左右対称の山型になりません．

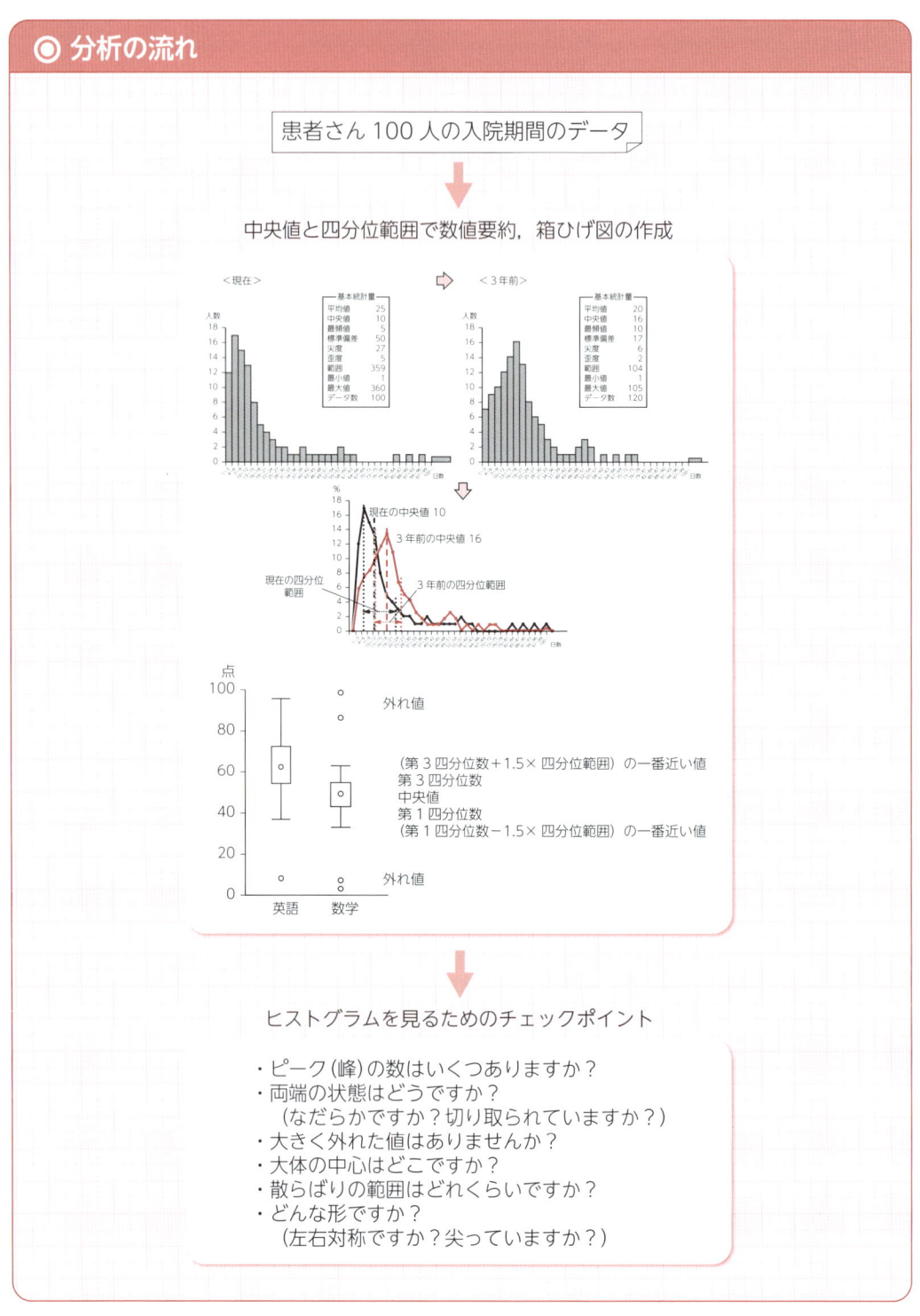

◉ 分析の流れ

患者さん100人の入院期間のデータ

↓

中央値と四分位範囲で数値要約，箱ひげ図の作成

＜現在＞

基本統計量	
平均値	25
中央値	10
最頻値	5
標準偏差	50
尖度	27
歪度	5
範囲	359
最小値	1
最大値	360
データ数	100

＜3年前＞

基本統計量	
平均値	20
中央値	16
最頻値	10
標準偏差	17
尖度	6
歪度	2
範囲	104
最小値	1
最大値	105
データ数	120

現在の中央値 10
3年前の中央値 16
現在の四分位範囲
3年前の四分位範囲

外れ値
（第3四分位数＋1.5×四分位範囲）の一番近い値
第3四分位数
中央値
第1四分位数
（第1四分位数－1.5×四分位範囲）の一番近い値
外れ値

英語　数学

↓

ヒストグラムを見るためのチェックポイント

・ピーク（峰）の数はいくつありますか？
・両端の状態はどうですか？
　（なだらかですか？切り取られていますか？）
・大きく外れた値はありませんか？
・大体の中心はどこですか？
・散らばりの範囲はどれくらいですか？
・どんな形ですか？
　（左右対称ですか？尖っていますか？）

歪んだり，山が2つあったりするヒストグラム

　世の中の出来事がすべて左右対称の山型の分布（正規分布）になるわけではありません．左に山がある場合を「右に」歪んだ（右に裾が長い）分布といいます（図3-2-1①）．在院日数やある種の生化学検査のデータなどはこの形を取ります．これが極端になると山頂が左端に寄り，右に長く尾を引いた分布となります（②）．逆に左に歪んだ分布もあります（③）．

　また，峰が1つでない**二峰性の分布**もあります（④）．このような場合には注意が必要です．性質が異なるデータが混じっている可能性があるからです．例えば，男女75人ずつの集団を性別で分けずに身長のヒストグラムを作成した場合，男女で山の頂点（それぞれの平均的な身長）が異なることが予想できます．女性の山頂は低いほう（左側）に，男性の山頂は高い方（右側）に現れます．この場合，男女別に身長の分布をとれば，それぞれは峰が1つの単純な分布（単峰性）になるはずです（⑤⑥）．

　本来単峰性の分布をすると思われている変数でも，対象数が少ない場合にはたまたまの影響できれいな山型にならないことがあります．このような場合もあることを知ったうえで，あまり杓子定規にその理由を追求する必要はありません．

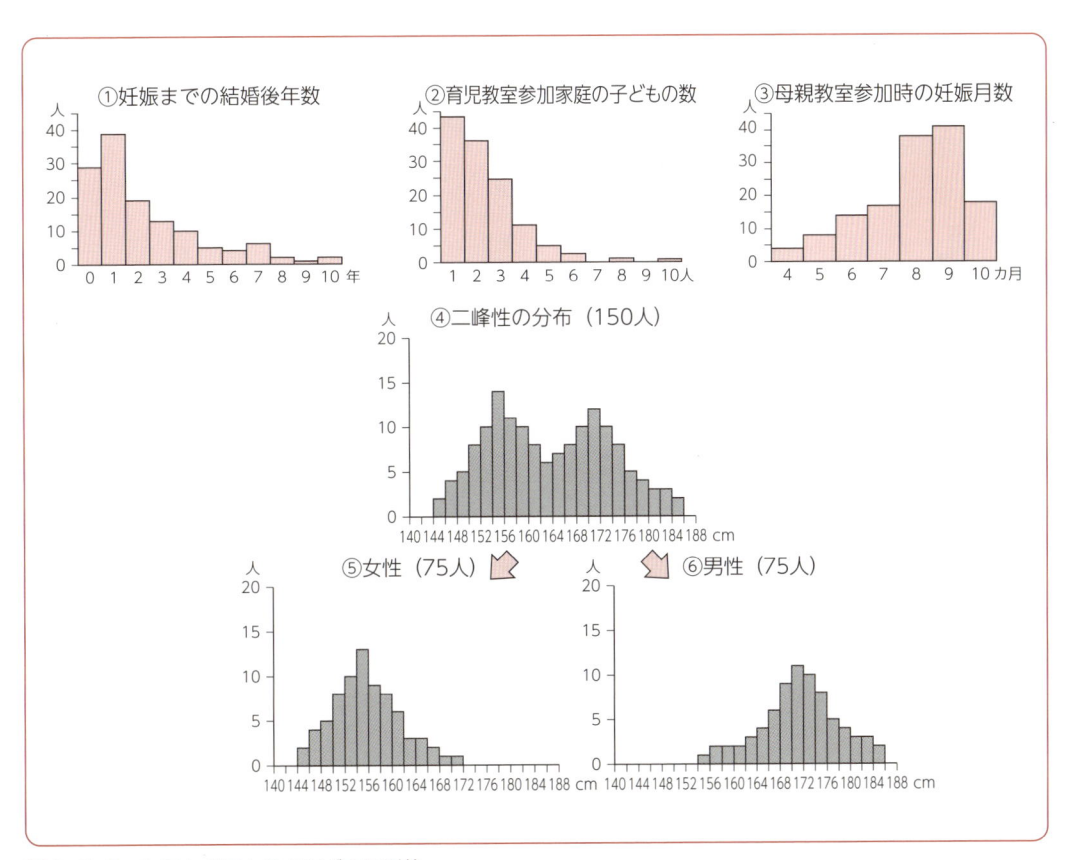

図 3-2-1　ヒストグラムのさまざまな形状

第3章 身に付けておきたい統計解析のエッセンス

注目すべき統計量

　在院日数のデータに関する基本統計量を求めてみると，最小値が1日，最大値が360日，平均値は25日，標準偏差が50日，中央値（短いほうから数えてちょうど50人目と51人目の平均の値）が10日，最頻値が5日でした（図3-2-2）．

　平均値だけに注目すると，この病院の入院患者は約25日入院していると解釈できます．しかし，実際には半数の人は10日程度で退院しています．また，平均値から左右に標準偏差の2つ分の範囲に全体の95%が入るという性質（p.43）を使おうとしても，短い方の在院日数は-75日になってしまいます．

　このようにデータが極端に偏っている場合には，機械的に求めた平均値や標準偏差ではその意味付けができなくなるのです．ここで大事なことを思い出してください．統計学の基本的な分析方法はほとんどが平均値をもとにしているという事実です．もとになる平均値に意味が少なければ，その後の複雑な分析の結果も保証できなくなりますね．この例の場合は，「最頻値5日」「中央値10日」のほうが代表値として適切であるといえます．つまり，この病院では5日間入院する人が一番多く，病院に入院した半数の人が10日で退院していることがわかったということです．

　この病院の看護師は，「3年前に比べると明らかに在院日数が短くなっている」と感じているようです．しかし，3年前の平均値と比べてみると，現在の平均値はむしろ

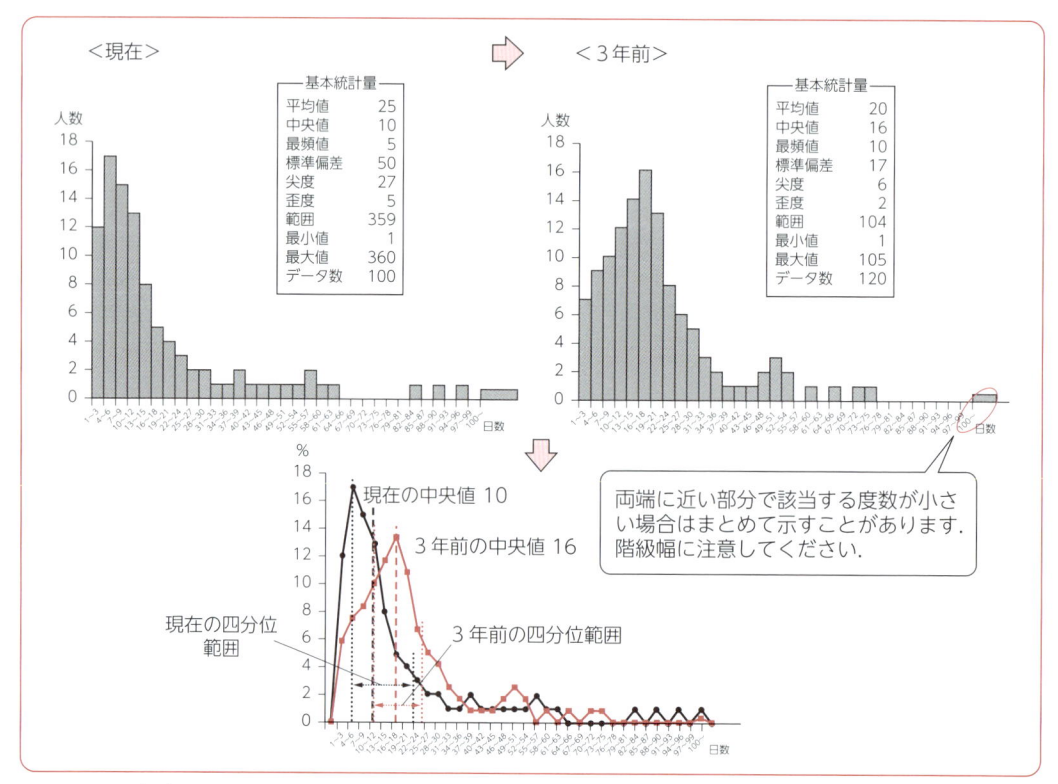

図 3-2-2 在院日数のヒストグラム

2　正規分布しない1つの量的な変数の分析

長くなっています．極端に在院日数の長い患者さんがいると，その影響で平均在院日数は大きくなってしまうのです．

　それでは，在院日数が短縮傾向にあることを示そうと思った場合にはどのようにすればよいでしょうか？　単純に現在と3年前のヒストグラムを示すのが一番わかりやすいでしょう．現在のデータと3年前のデータでは患者さんの総数が違いますから，在院日数ごとの百分率で表します．しかし，ヒストグラムを2つ横並びにすると見づらくなりますね．このような場合には，度数多角形（ポリゴン）を使うとよいでしょう（図3-2-2下の図）．ポリゴンのグラフを示し，中央値（あるいは四分位範囲）の変化を示すとよいでしょう．

こんな理由でも分布が歪む

①外れ値の存在

　極端に外れた値を**外れ値**といいます．外れ値が存在すると平均値と標準偏差に大きく影響します．標準偏差は平均値から求めるので当然ですね．

　具体的な例で見てみましょう．図3-2-3はあるクラス（50人）のBMIのヒストグラムです．極端に値が大きい人と小さい人がいます．このような場合はどのように対処したらよいでしょう．まず，もとの資料にあたってみましょう．単純な入力ミス

POINT

箱ひげ図

　ヒストグラム以外でデータの分布を表すために便利な道具に箱ひげ図があり，小さなスペースで分布の特徴を簡潔に表示することができます．まず，中央値と第1四分位数，第3四分位数で「箱」を作ります．この範囲にデータの中央部の50％が含まれることになります．次に，箱の上下に四分位範囲の1.5倍以内にある一番大きな値と一番小さな値まで「ひげ」をつけ，それ以外のデータは外れ値として表します．箱ひげ図を並べていくつかの変数を比較することも可能です．

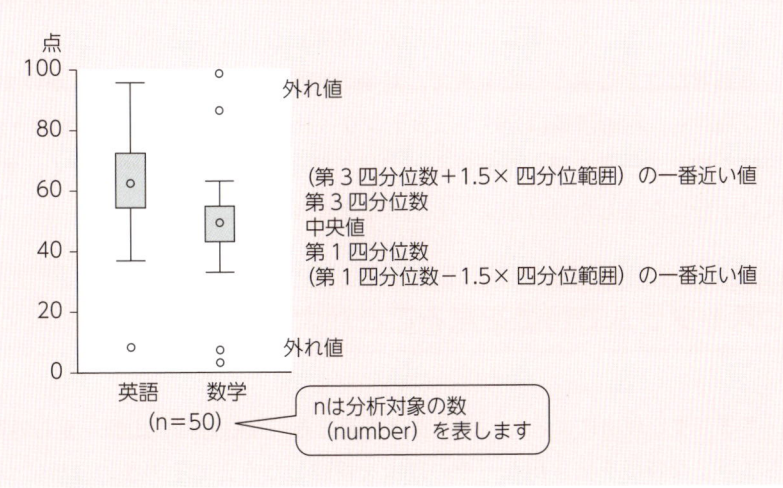

外れ値
（第3四分位数＋1.5×四分位範囲）の一番近い値
第3四分位数
中央値
第1四分位数
（第1四分位数−1.5×四分位範囲）の一番近い値

外れ値

英語　数学
（n＝50）

nは分析対象の数
（number）を表します

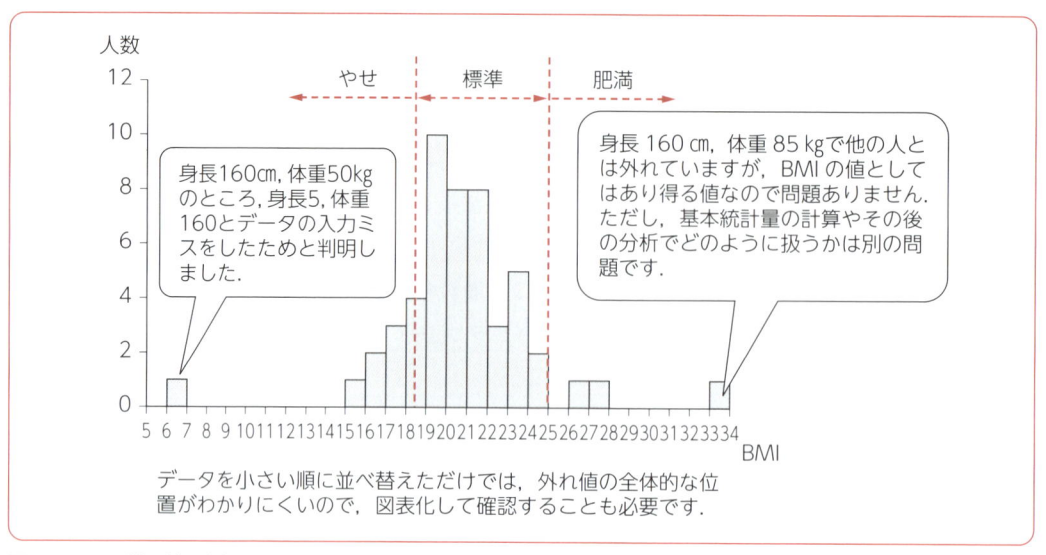

第 3 章　身に付けておきたい統計解析のエッセンス

（グラフ内吹き出し）
- 身長160cm, 体重50kgのところ, 身長5, 体重160とデータの入力ミスをしたためと判明しました.
- 身長160cm, 体重85kgで他の人とは外れていますが, BMIの値としてはあり得る値なので問題ありません. ただし, 基本統計量の計算やその後の分析でどのように扱うかは別の問題です.

データを小さい順に並べ替えただけでは, 外れ値の全体的な位置がわかりにくいので, 図表化して確認することも必要です.

図 3-2-3　外れ値の例

である場合もあります．また，測定条件が他と異なっていることも考えられます．こうした点を検討しても，外れ値になる何らかの理由が見つからない場合には，この値を含めるか除くかを決めることになります．1つの方法として，外れ値を含めた場合と除いた場合の分析結果を比較（あるいは両方を提示）するという方法があります．

参考　外れ値を含めるかどうかを判定する複雑な方法があります．しかし，絶対的な方法ではありませんし，記述統計では不要です．

②打ち切りデータ

途中でデータが切れているデータを**打ち切りデータ**といいます．これも機械的に数値要約をしてしまう人が多くいます．

具体的な例で見てみましょう．図 3-2-4 のグラフ左側はふたごの低出生体重児（2,500 g未満）50 例のヒストグラムと基本統計量です．本来の分布と比較してみるとその特徴がわかります．研究目的によっては低出生体重児だけを分析対象にすることもあるでしょう．その場合には平均値の解釈には注意が必要です．

高齢者だけを対象とした分析で，対象者の平均年齢だけを示す人がいます．このような場合も，年齢階級に分けて（カテゴリー化して）度数分布を示すほうが無難です．

打ち切りデータを用いた分析をしてはいけないということではなく，集計に当たっては十分に注意したほうがよいということです．

まずヒストグラムで特徴を見ることが大事

さまざまな理由によって，データは正規分布（左右対称の山型）から外れてきます．さまざまな特徴を描き出し，その理由を検討したうえでその後の分析につなげること

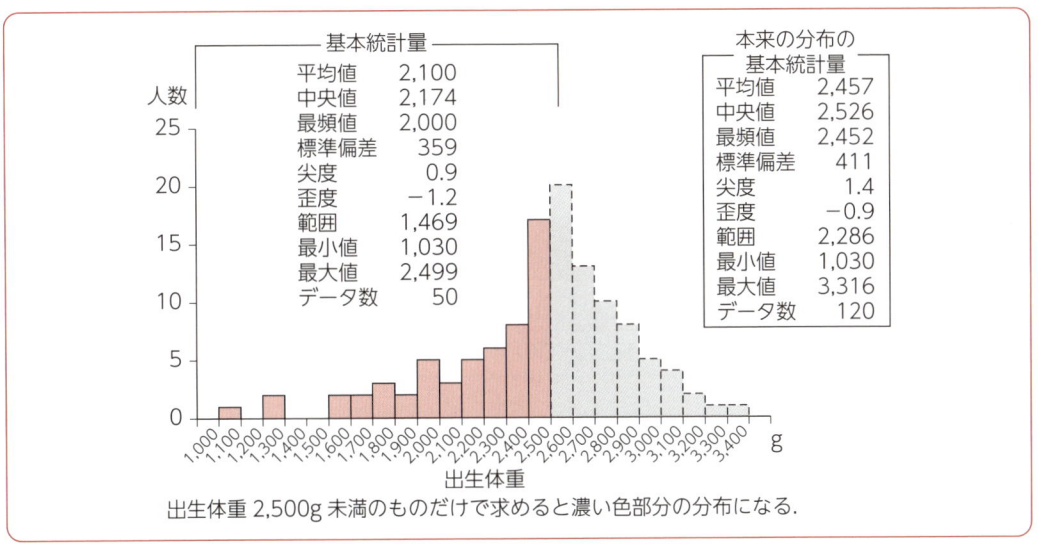

2 正規分布しない1つの量的な変数の分析

基本統計量		本来の分布の基本統計量	
平均値	2,100	平均値	2,457
中央値	2,174	中央値	2,526
最頻値	2,000	最頻値	2,452
標準偏差	359	標準偏差	411
尖度	0.9	尖度	1.4
歪度	−1.2	歪度	−0.9
範囲	1,469	範囲	2,286
最小値	1,030	最小値	1,030
最大値	2,499	最大値	3,316
データ数	50	データ数	120

出生体重 2,500g 未満のものだけで求めると濃い色部分の分布になる．

図 3-2-4 打ち切りデータの例

が大事です．機械的に数値要約して，検定を試みるだけではなかなかデータを見る力は養えません．分布の特徴を表すためには，必ずヒストグラムを書いてから数値要約をします．数値要約をした際には，

① 平均値と中央値を比較する
② 平均値に標準偏差の 2 ないし 3 倍分を足したり引いたりして（あるいは，範囲の 1/4 と標準偏差を比較してもよいでしょう），山の広がりをイメージする
③ 歪度や尖度でおよその形状をとらえる

ことを意識することが大事です．もちろん，平均値と中央値にどれだけの違いがあれば差が大きいといえるかなどの具体的な基準はありません．比較する習慣を付けることに意味があるのです．

参考 実際には，中央値を記述していない論文が大半ですが，平均値と中央値に大きな違いがないから記載していないのではなく，単に平均値と標準偏差の実用的な意味を知らないだけの場合が圧倒的に多いようです．

おわりに

極端に左右対称からずれた分布の場合も，ヒストグラムを書けば分布の特徴がすぐにわかります．量的な変数を見たらすぐに平均値と標準偏差を出すような集計をしていてもなかなか力は付きません．分布の特徴をよくとらえて，それに適した統計量を使いましょう．

参考 分布が歪んでいる場合に対数（いわゆる log）を取るなどのさまざまな操作を加えることで正規分布に近づくことがあります．初心者向けではないので本書では解説しませんでした．

❸ 1つの質的な変数の分析

　ここでは,「保健師を対象に行ったEBN（根拠に基づく看護：Evidence-based Nursing）の講座でのアンケート調査のデータ（45人）」を例にして, 1つの質的な変数の分析をしてみましょう.

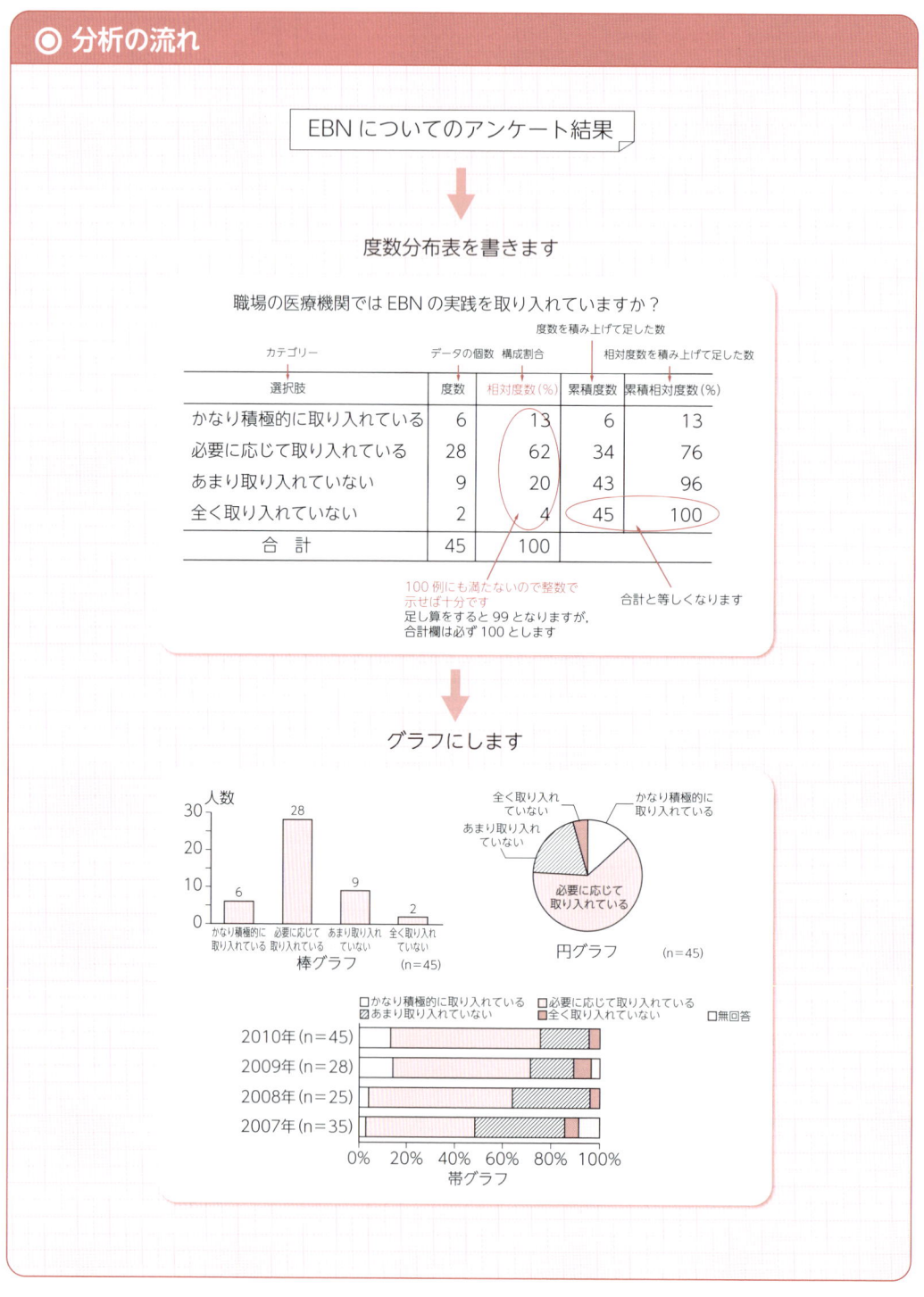

◉ 分析の流れ

EBNについてのアンケート結果

↓

度数分布表を書きます

職場の医療機関ではEBNの実践を取り入れていますか？

- カテゴリー → 選択肢
- データの個数 → 度数
- 構成割合 → 相対度数(%)
- 度数を積み上げて足した数 → 累積度数
- 相対度数を積み上げて足した数 → 累積相対度数(%)

選択肢	度数	相対度数(%)	累積度数	累積相対度数(%)
かなり積極的に取り入れている	6	13	6	13
必要に応じて取り入れている	28	62	34	76
あまり取り入れていない	9	20	43	96
全く取り入れていない	2	4	45	100
合　計	45	100		

100例にも満たないので整数で示せば十分です
足し算をすると99となりますが, 合計欄は必ず100とします

合計と等しくなります

↓

グラフにします

棒グラフ（人数）: かなり積極的に取り入れている 6, 必要に応じて取り入れている 28, あまり取り入れていない 9, 全く取り入れていない 2（n=45）

円グラフ（n=45）

帯グラフ:
- 2010年(n=45)
- 2009年(n=28)
- 2008年(n=25)
- 2007年(n=35)

凡例: □かなり積極的に取り入れている　□必要に応じて取り入れている　▨あまり取り入れていない　▨全く取り入れていない　□無回答

52

度数分布表を作り，グラフ化する

　質的な変数は各カテゴリーに属する人数（**度数**）を調べて，その散らばり具合を**度数分布表**にします．度数とともに，あるカテゴリーの度数が全体に占める割合（**相対度数**）を百分率（％）で示すことが多くなります．相対度数の合計は必ず100％と記載しましょう．100例にも満たない場合の相対度数は整数で示せば十分です．このような単純な集計でも正確にできる人は意外と少ないものです．質的な変数の場合，数値要約の必要はありません．

　例として，「職場の医療機関ではEBNの実践を取り入れていますか？」との問に対する回答結果を度数分布表にしました（p.52の表）．これは2010年の講座に参加した45人分を集計したものです．同じ講座の数年間の比較をする場合などに，対象数が異なれば度数（人数）そのものでは比較できません．しかし，相対度数であれば対象数と関係なく比較することができます．

　また，無回答があれば表に含めます．あまり無回答が多い場合は，質問として適切でなかったということです．

　度数分布あるいは相対度数分布が求まれば，必要に応じてこれをわかりやすい図にします（p.52の図）．棒グラフあるいは円グラフがよく使われます．全体を100％にする帯グラフも構成要素の全体に対する割合を示すために使います．経年的な変化を見る場合は折れ線グラフ，複数の項目のバランスを見る時にはレーダーチャートが適しています．グラフは他人にデータを示して理解してもらうために有効です．どのグラフを使い，どのように示せばわかりやすくなるかグラフの特徴を覚えましょう．

グラフ化をする際の注意点

①複数回答できる設問の場合

　「該当するものすべてに○をつけてください」といった複数回答が可能な問の集計では，分母に回答総数を用いる場合と調査対象総数を用いる場合があります．いずれの分母で集計しても回答が多い項目の順序はわかります．ただし，その百分率の意味は異なります．

　分母を回答総数とすれば得られた百分率は回答全体の構成比になります．この場合には，相対度数の合計は100％になります．こうした集計は後述（p55）のパレート分析などで有効です．

　一方，分母を調査対象総数にすれば，対象者の何％がその項目を選んだかがわかります．この場合には，相対度数の合計は通常は100％を超えます．

　どちらを分母にするかは，分析の目的によって異なります．後者の例として，「臨床現場でEBNを実践する時の問題点はなんだと思いますか？　いくつでも○をつけて

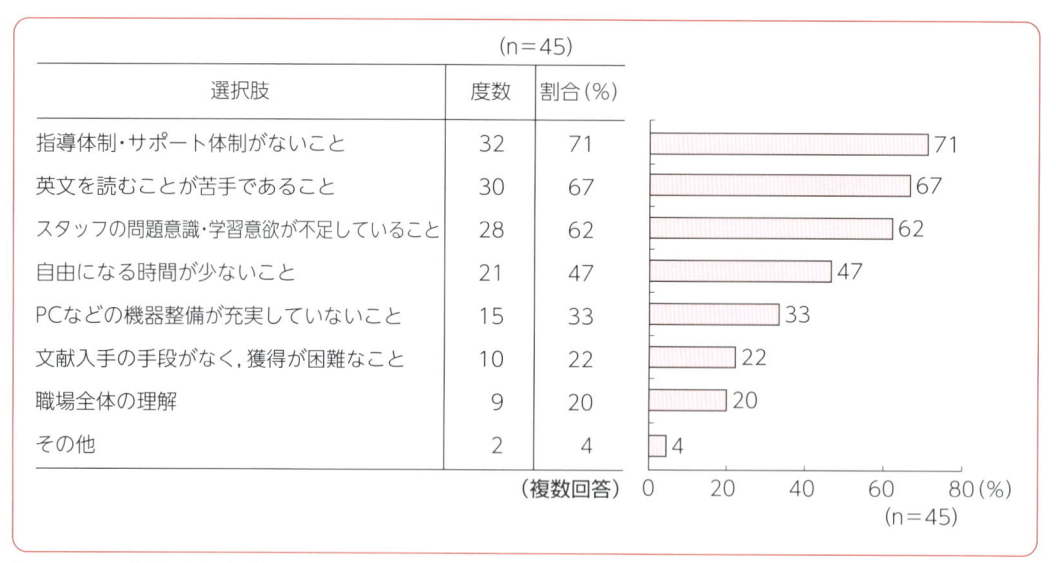

選択肢	度数	割合(%)
指導体制・サポート体制がないこと	32	71
英文を読むことが苦手であること	30	67
スタッフの問題意識・学習意欲が不足していること	28	62
自由になる時間が少ないこと	21	47
PCなどの機器整備が充実していないこと	15	33
文献入手の手段がなく，獲得が困難なこと	10	22
職場全体の理解	9	20
その他	2	4

(n＝45)（複数回答）

図 3-3-1　複数回答の場合の度数分布表と横棒グラフ

ください」という問の集計とグラフを示します（図 3-3-1）．棒グラフで結果を示すのであれば，相対度数が大きい順に並べると見やすくなります．

②欠損値のある場合

いきなり欠損値（無回答）を集計から省いたり，その他と無回答を同じ扱いとしている人を見かけますが，これは良くありません．少なくとも集計の初期段階ではきちんと度数分布表に含めます．欠損値の割合を知ることも大切なのです．欠損値が多いこと自体，何か意味があるのかもしれません．

③カテゴリーの併合

カテゴリーの数そのものが多い場合，または1つのカテゴリーに属する度数があまりに少ない場合は，カテゴリーを併合すること（複数のカテゴリーを1つにまとめること）があります．この場合もいきなり併合しないで，まず基本的な集計をしてから，なぜそのような分布になったのかを注意深く考えてみることが大切です．場合によっては，質問の仕方そのものに問題がある場合もあるわけです．あるいは，度数が0の項目があること自体に意味があるのかもしれません．すべてのデータのそのままのカテゴリーでの集計結果は必ず残し，それをよく検討してから併合を行います．

参考 その後の検定（p.84〜）を急ぐ人はどうしても，分布の意味を考えずにカテゴリーを併合しがちです（度数が少ないカテゴリーがあると正しい検定ができないことがあるからです，p.93）．

カテゴリーを併合する際には，生データの特徴をよくおさえる必要があります．また，アンケートの調査項目を作る際にも注意が必要です．出身地に関する設問にいきなり地域別の選択肢で聞いてしまうと，後からは都道府県を知ることはできません．全員が「近畿地域」と答えた場合，意味のないものになってしまいます．

おわりに

1つの質的な変数の集計は最も単純かもしれませんが，クロス集計（p.57）を行うための基本となります．欠損値の扱いやカテゴリーの併合などを正しく行い，データを正確に読み取れるようにしておきましょう．

POINT

パレート分析

パレート図は，度数の大きさの順に並べた棒グラフとその累積和を折れ線グラフで示した形のグラフです．この場合，度数が大きいものから小さいものに並べたほうがわかりやすいでしょう．パレート図は，現状の把握や改善目標を決めるのに役立ちます．パレート図には，①重要な項目が一目でわかる，②重要な項目が全体のどれだけを占めているかわかる，③対策の的が絞りやすい，などの特徴があります．

例えば，情報漏洩の原因を調べた調査結果をパレート図にしました．これをみると，誤操作・管理ミス・紛失や置き忘れの3項目の対策を重点的に行えば，全体の問題の7割以上が解決することが一目でわかります．分布というのは意外と不均衡なことも多いのです．

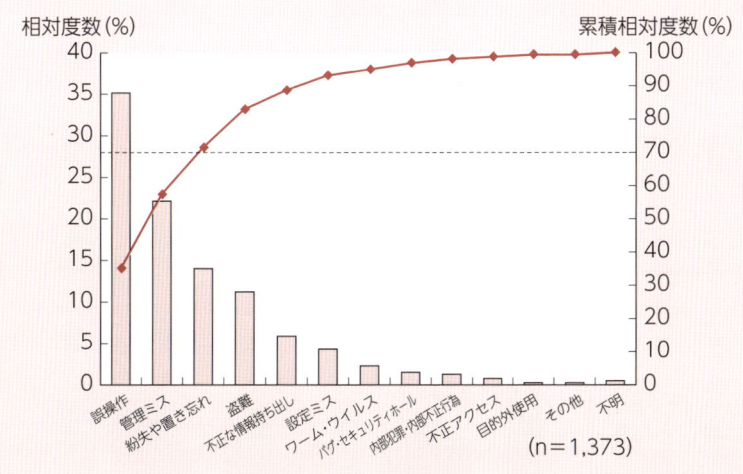

（NPO日本ネットワークセキュリティ協会：2008年情報セキュリティインシデントに関する調査報告書 ver. 1.3. p.12, 図8 個人情報漏えい原因比率（件数）より筆者作成.
http://www.jnsa.org/result/2008/surv/incident/2008incident_sruvey_v1.3.pdf）

④ 2つの質的な変数の分析

　ここでは,「大学生 100 人を対象に行った学生生活に関するアンケート調査のデータ」を例にして, 2 つの質的な変数の分析をしてみましょう.

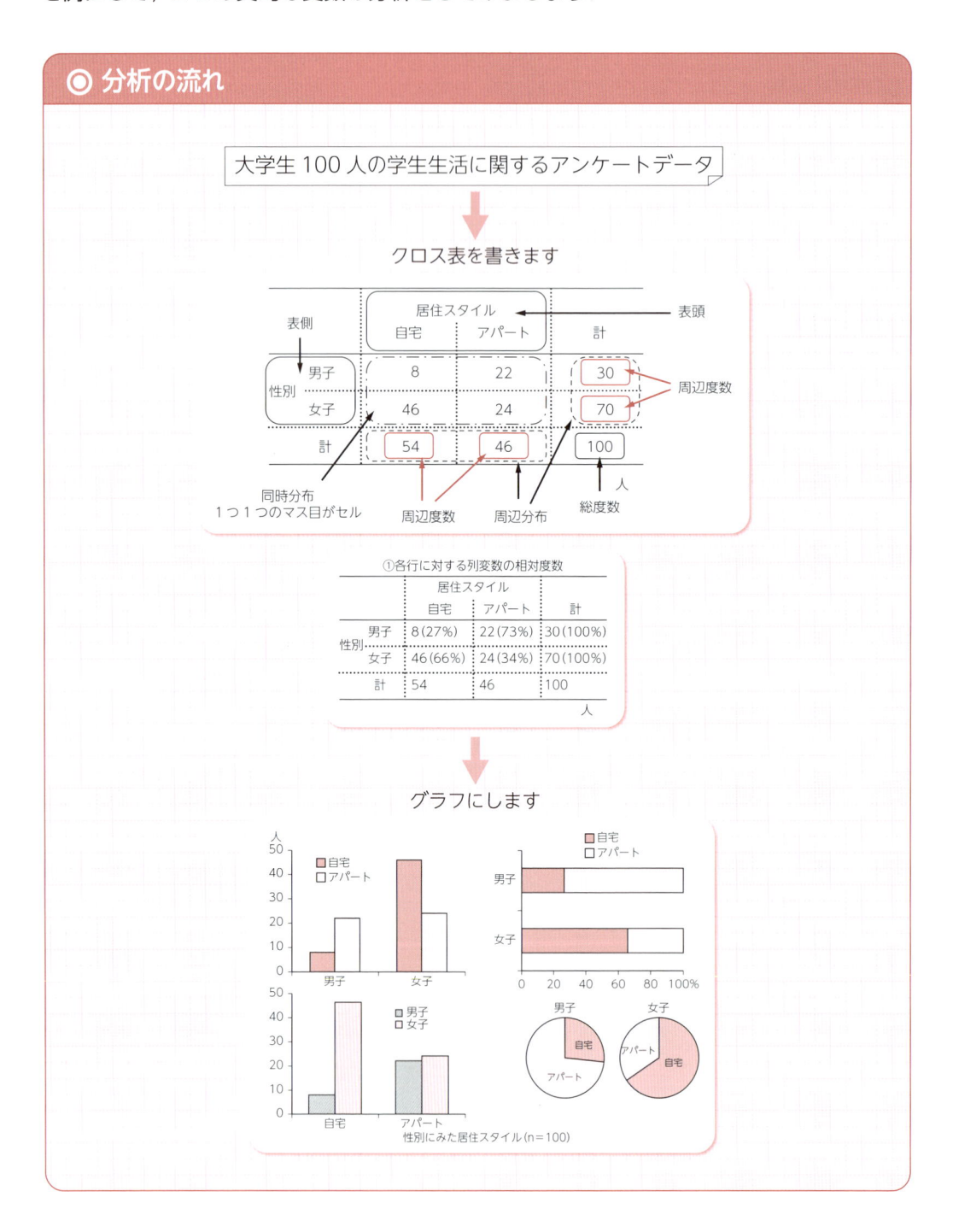

◉ 分析の流れ

大学生 100 人の学生生活に関するアンケートデータ

クロス表を書きます

	居住スタイル 自宅	アパート	計
性別 男子	8	22	30
女子	46	24	70
計	54	46	100

表側 / 表頭 / 周辺度数 / 同時分布 1つ1つのマス目がセル / 周辺度数 / 周辺分布 / 総度数 / 人

①各行に対する列変数の相対度数

	居住スタイル 自宅	アパート	計
性別 男子	8(27%)	22(73%)	30(100%)
女子	46(66%)	24(34%)	70(100%)
計	54	46	100 人

グラフにします

性別にみた居住スタイル(n=100)

2つの変数の扱い方

　世の中の多くの現象は複数のことが関わり合っていますから，2つの変数を同時に扱い，変数と変数の関係を調べる必要が出てきます（例：性別と出身地の関係，体重と血圧の関係など）．2つの変数を同時に扱うというのは，それぞれの変数を別々に分析した結果を合わせることではありません．別々の分析では，どれだけ詳しく分析しても，2つの変数の関係はわかりません．

　扱う変数が2つになるだけで，分析の考え方は急速に広がります．2つの変数の扱い方は，その後の複雑な分析の基本になりますから十分に慣れておくとよいでしょう．

　変数には質的な変数と量的な変数がありますから，2つの変数の関係は

- 質的な変数　＋　質的な変数
- 量的な変数　＋　量的な変数
- 質的な変数　＋　量的な変数

の3つのパターンの組合せになります．それぞれに基本的な集計方法が決まっています．まずは2つの質的な変数の関係を説明しましょう．

2つの質的な変数の「関連」

　大学生の［性別（男子か，女子か）・居住スタイル（自宅住まいか，アパート暮らしか）］の関係を調べるにはどうしたらよいでしょう．2つの変数の関連とは，［女子，自宅］，［女子，アパート］，［男子，自宅］，［男子，アパート］の4通りの組合せの分布を知ることです．「1つの質的な変数の分析」（p.52）と同様に，4通りの組合せごとの度数と相対度数を求めて度数分布表を作ってもよいのですが，カテゴリーの数が増えると対応しきれません．それ以上に問題なのは，度数分布表では一番肝心な2つの変数の関連がよくわからないことです．

　そこで，図3-4-1に示したような**クロス表**を作り，2つの変数の関連を簡潔に表します．この作業を**クロス集計**といいます．図を見ながら，基本的な用語を覚えましょう．この例のように，縦横ともにカテゴリーが2つの場合には2×2の4分クロス表といいます．

　2つの質的な変数では，関連の強さを1つの指標で数値要約することよりも，クロス表を作成し，その内容を読み取ることのほうが重要です．最初は無条件に欠損値を除いたり，カテゴリーを併合（p.54）したりせずに，すべてのデータの特徴を表すようにクロス集計をします．そして，その内容を丹念に読み取ります．

　質的な変数どうしの関係を**関連**といいます．

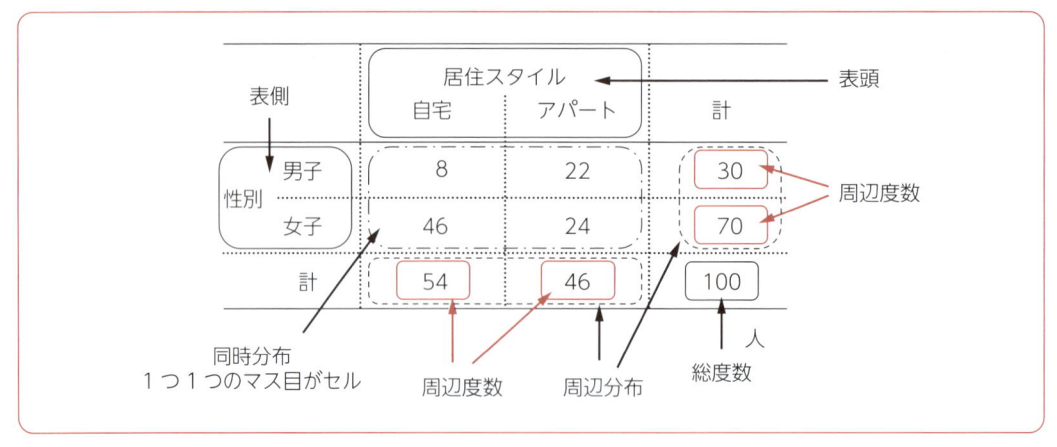

図3-4-1　2つの質的な変数の関連をまとめるクロス表

図3-4-2　注目する変数による相対度数

クロス表の縦と横，相対度数

　　2つの変数のどちらを行（横の並び：⚌）にして，どちらを列（縦の並び：||）にすればよいのでしょうか．一方のカテゴリーに対して他方のカテゴリーがどのような度数分布を示すかに関心があれば（あるいは原因と結果に近い関係を想定するとき），前者を行（表側）変数に，後者を列（表頭）変数にするとよいでしょう．この例のように，性別にみた居住スタイルに関心があれば性別を行変数にします．

　　クロス表からは，各行に対する列変数の相対度数，各列に対する行変数の相対度数，全体（総度数）に対する各セルの相対度数の3種類が算出できます．すべての相対度数を書く人がいますが（たぶん統計ソフトが自動的に出してしまうのでしょう），どの変数に注目して集計するべきなのかを自分でよく理解し，その目的に応じた相対度数だけを示すようにしましょう．この場合，性別にみた居住スタイルに関心があれば，性別を行変数にして，男女それぞれを100%とした相対度数を示せばよいのです（図3-4-2）．

POINT

グラフで表現する場合には…

クロス集計の結果をグラフにすることはあまり多くありませんが，スライドなどで発表する場合には，説明する側の変数のカテゴリー別に縦棒グラフや円グラフ，または帯グラフなどで図示してもよいでしょう．

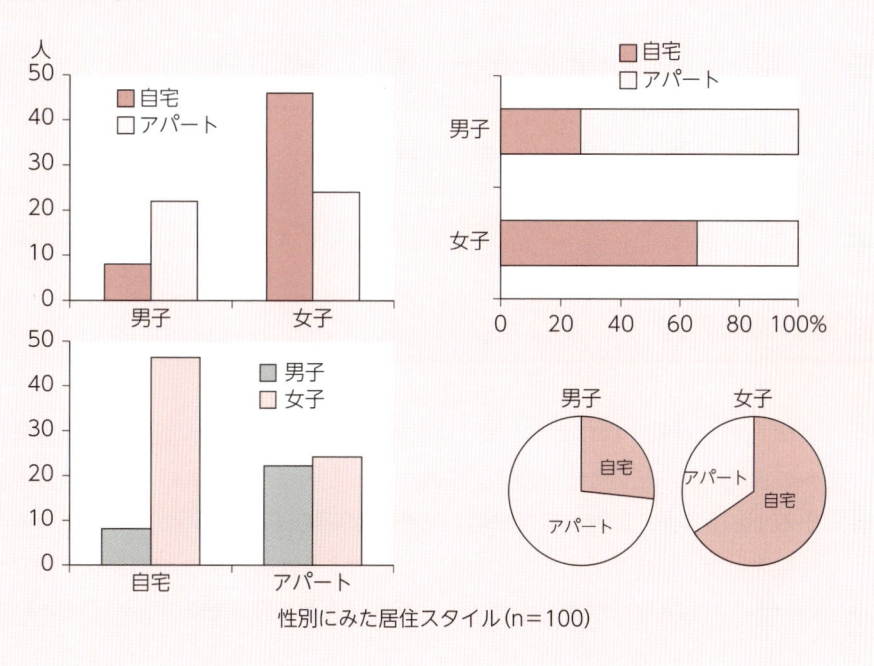

性別にみた居住スタイル(n=100)

それぞれを別々に分析しても「関連」は予想できない

ふだん防犯意識を持っているかどうかを尋ねた結果，女子の方が男子よりも，1階に住んでいる人のほうが2階以上に住んでいる人よりも防犯意識が高いという回答が多かったとします．この結果から，単純に1階に住んでいる女子の数が一番多いと考えてしまいがちです．しかし，それは間違いです．

図3-4-3をみると，実は2階以上に住んでいる女子の度数が一番多くなっています．この間違いは，各変数で最も度数が多い項目（最頻値）が交わったところに，全体の最頻値があるという思いこみによって起こるものです．各変数の分布を組合せても，クロス集計通りの結果は得られません．2つの質的な変数の関係を知るためには，必ずクロス集計が必要になります．

第3章 身に付けておきたい統計解析のエッセンス

大学生100人中,「防犯意識を持っている」と回答した80人の内訳

		居住環境(階)		
		1階	2階以上	計
性別	男子	14	4	18
	女子	28	34	62
	計	42	38	80

人

図 3-4-3　周辺度数から結果を予想してしまう間違い

「関連」の考え方

　例えば,［性別・居住スタイル］に関連があるというのは,性別によって居住スタイルの状況が違うということです.それでは,どのようにすれば2つの変数の関連がわかるでしょうか.関連の程度は強い場合も弱い場合もあるので,逆に2つの変数に全く関連がない場合を考えてみましょう.このような状態を2つの変数が**独立**であるといいます.独立な状態からずれてくる程度に応じて関連が強まってくるわけです.

関連がない「独立」という状態

　2つの変数が独立であれば,お互いは無関係にふるまいます.このとき,**同時分布**(各セルの度数の分布)が,それぞれの変数の周辺度数(縦横の度数：1つの変数の分布)から完全に予測できます.先ほどの調査例の4分クロス表で具体的に考えてみましょう.

　100人の学生の内訳は男子30人,女子70人で,自宅に住んでいると答えた人が54人,アパートに住んでいると答えた人が46人でした.性別を考えなければ,自宅：アパート＝54：46ですので,男子30人をこの比で分ければ,30×(54/100)≒16人が自宅,30×(46/100)≒14人がアパートと答えることが予想できます.女子も同様に,70×(54/100)≒38人が自宅,70×(46/100)≒32人がアパートと答えることが予想できます(**図 3-4-4**).このとき,(全体での居住スタイルの比)54：46＝(男子での居住スタイルの比)16：14＝(女子での居住スタイルの比)38：32が成立しています.(全体での男女比)30：70＝(自宅の中の男女比)16：38＝(アパートの中の男女比)14：32も同時に成立しています.これが性別と居住スタイルが独立している状態です.

　このとき,一方の変数の情報が他方の変数に何も影響しておらず,周辺度数から同

4 2つの質的な変数の分析

観測度数(実際の観測値)				
		居住スタイル		計
		自宅	アパート	
性別	男子	8	22	30
	女子	46	24	70
	計	54	46	100

(人)

期待度数(独立な場合)				
		居住スタイル		計
		自宅	アパート	
性別	男子	① 16	② 14	30
	女子	③ 38	④ 32	70
	計	54	46	100

(人)

①30×54/100≒16
②30×46/100≒14
③70×54/100≒38
④70×46/100≒32

期待度数 ＝ 縦横の周辺度数の積 / 総度数

図3-4-4 各セルの度数の予測

時分布が完全に予想できるのです．独立した状態から少しでもずれてくると2つの変数にはさまざまな程度の関連が生じてきます．

以上の考え方は，4分クロス表だけでなく一般的なクロス表でも同じです．

観測度数と期待度数のずれがポイント

2つの変数が独立な場合に，周辺度数から予想（期待）される各セルの度数を**期待度数**といいます．一方，実際の調査結果による各セルの度数を**観測度数**といいます．

期待度数は理論的に計算するので，必ずしも整数とは限りませんし，通常，両者は一致しません．観測結果がすべて予想通りになるようなことはまずないでしょう．つまり，2つの質的な変数の関連を調べるということは，期待度数と観測度数がどれだけずれているかを調べることなのです．

2つの質的な変数があると，クロス表の作成と同時に χ^2（カイ2乗と読みます）**検定**をすることが多くなります． χ^2 検定というのは，2つの変数の関連が一般的なものかを確かめる最も基本的な方法です（p.92）．しかし，度数の少なすぎるセルはないか，逆に度数の多すぎるセルはないかなど，もう一度クロス表をしっかりと見るようにしましょう．場合によっては，カテゴリーの併合が必要かもしれません．合理的なクロス表が出来て初めてその先の分析が進んでいくのです．

関連の指標　…χ²値

　期待度数（E）と観測度数（O）のずれ（差）をすべてのセルについて合計したものが関連の指標になります．以下の説明では4分クロス表を使いますが，一般的なクロス表でも考え方は全く同じです．具体的には，すべてのセルについて $(O-E)^2/E$ を求めて，その合計を期待度数と観測度数のずれの指標とします．この値を $χ^2$ 値といい，この値が大きければ独立な状態からのずれが大きく，関連が強い状態になります．もちろん，$χ^2$ 検定の名前はここからきています．

　クロス集計をしたり，そこから独立性の検定（$χ^2$ 検定）をすることは，たいていの人が知識としては持ち合わせています．しかし，$χ^2$ 値の求め方や意味を理解している人はそれほど多くありません．正しくクロス集計をして読み解かなければ，2つの質的な変数の関連を判断することはできません．

> **参考** 各セルの観測度数（O）と期待度数（E）の差（O-E）は，セルによって大きいことも小さいこともあります．しかし，その合計は常に0になります．そこで，ずれの大きさの2乗を期待度数（E）で割り，この合計をずれの指標にします．

クロス集計の利用の仕方

①データクリーニングのため

　例えば，「はいと答えた場合は次の回答をしてください」という問に対して「いいえ」と回答しても次の問に回答する人がいます．こうした回答は分析から除かなくてはいけません．クロス表を用いることでチェックすることができます（図3-4-5）．

問1で「はい」と答えた人だけ問2に答える場合

		問2 はい	いいえ	無回答	計
問1	はい	55	20	5	80
	いいえ	3	2	12	17
	無回答	1	0	2	3
	計	59	22	19	100 人

ここは0になるはずのセル

図3-4-5　クロス集計の利用（データクリーニング）

4　2つの質的な変数の分析

性別の卒業後の進路について

		卒業後の進路					計
		大学院進学	公務員	一般企業	その他	無回答	
性別	男子	5	3	5	6	11	19
	女子	10	2	7	9	42	28
	計	15	5	12	15	53	47

無回答を含めない計

全体の半数以上が無回答 → この部分を分析から除くと

3割以上が大学院進学？

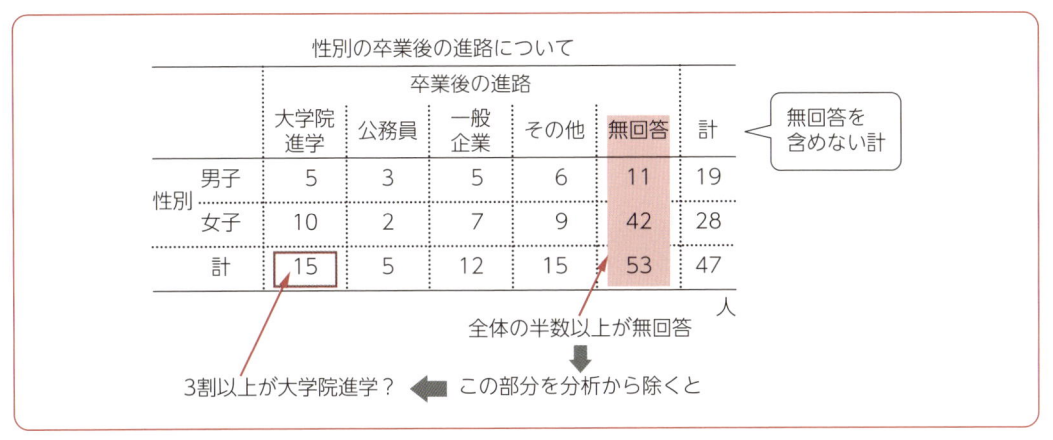

図3-4-6　クロス集計の利用（欠損値の確認）

②あまりに大きなクロス表

　各変数のカテゴリーが多いと，例えば 10×10 のような膨大なクロス表が出来上がります．資料として単純集計をするのでしたら構いませんが，何らかの関連を分析するという目的であれば適していないといえます．「1つの質的な変数の分析」（p.52）で説明しましたが，各カテゴリーの度数を確認して，あまりに度数が少ない場合は，カテゴリーを併合することも考えてみましょう．

③欠損値の確認

　最初は欠損値を除かずにすべてのデータを集計します．クロス表を確認してから，欠損値をどう扱うかを検討します．「卒業後の進路」についての問に，無回答者が多かった場合（図 3-4-6），まだ進路が決まっていない人がいることを考えて，選択肢に「未定」を入れるなど，今後選択肢の項目を検討するのに役立ちます．また，単純に回答者だけで集計をした場合，大学院進学希望者が 3 割以上などと間違えた結果を出してしまうことになります．

おわりに

　クロス表に関する質問は非常に多くあります．（量的な研究で）質的な 2 変数を扱えば，必ず作ることになるからです．しかし，ここに書かれているような基本的な内容が十分に身に付いている人は少ないみたいです．クロス表の読み取りは一見簡単なように見えます．しかし，きちんと読みとるにはトレーニングが必要です．クロス表を読みとる前に，どうしても，目先の χ^2 検定をすることに気持ちが向かってしまうのでしょう．なるべく生のデータに近い状態のクロス表を読み取り，目的に応じて正しくまとめる練習をしてください．そうすれば，正しい結果は自然とついてきます．

⑤ 2つの量的な変数の分析

　ここでは,「中学1年生女子60人の身長と体重のデータ」を例にして,2つの量的な変数の分析をしてみましょう.

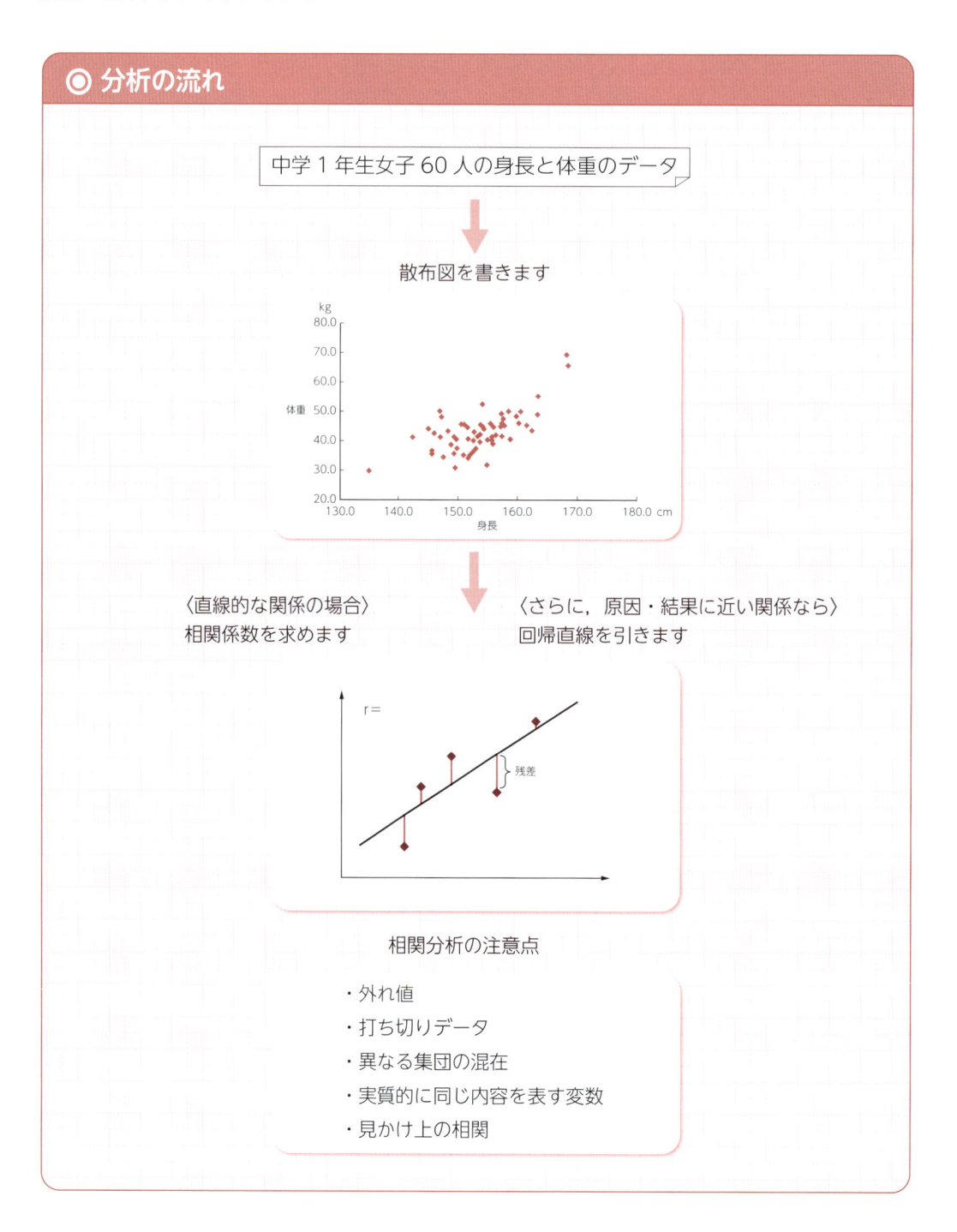

◉ 分析の流れ

中学1年生女子60人の身長と体重のデータ

↓

散布図を書きます

〈直線的な関係の場合〉
相関係数を求めます

〈さらに,原因・結果に近い関係なら〉
回帰直線を引きます

r =
残差

相関分析の注意点

・外れ値
・打ち切りデータ
・異なる集団の混在
・実質的に同じ内容を表す変数
・見かけ上の相関

2つの量的な変数の「相関」

　量的な変数の関係を**相関**といい，相関を視覚的に表現するのが**散布図**です．散布図は2つの変数の値の組合せをすべて点で打ったものです．もし，一方の変数が他方の変数に影響しているということがわかっていれば，影響を与える変数（説明する変数：独立変数あるいは説明変数といいます）を横軸，影響を受ける変数（説明される変数：従属変数あるいは目的変数といいます）を縦軸にします．散布図を注意深く観察することが2つの量的な変数を扱う場合の基本です．

　例えば，身長と体重の関係を散布図で見ると，身長が高くなれば体重も大きくなる傾向が見られます．

　それぞれの変数が（正規分布に近い）単峰性の山型の分布をすれば，散布図全体の概形は円または楕円に近くなります．なぜなら，山の中心付近の値の組合せが多く，山の裾にある小さい数値や大きい数値の組合せは少ないからです（図3-5-1）．

　2つの変数に何らかの相関があるということは，一方の変数の値が変化することによって他方の変数の値も変化する傾向にあるということです．逆にいうと，一方の変数が変化しても他方の変数がそれにつられて変化しなければ，両者に関係はないことになります．

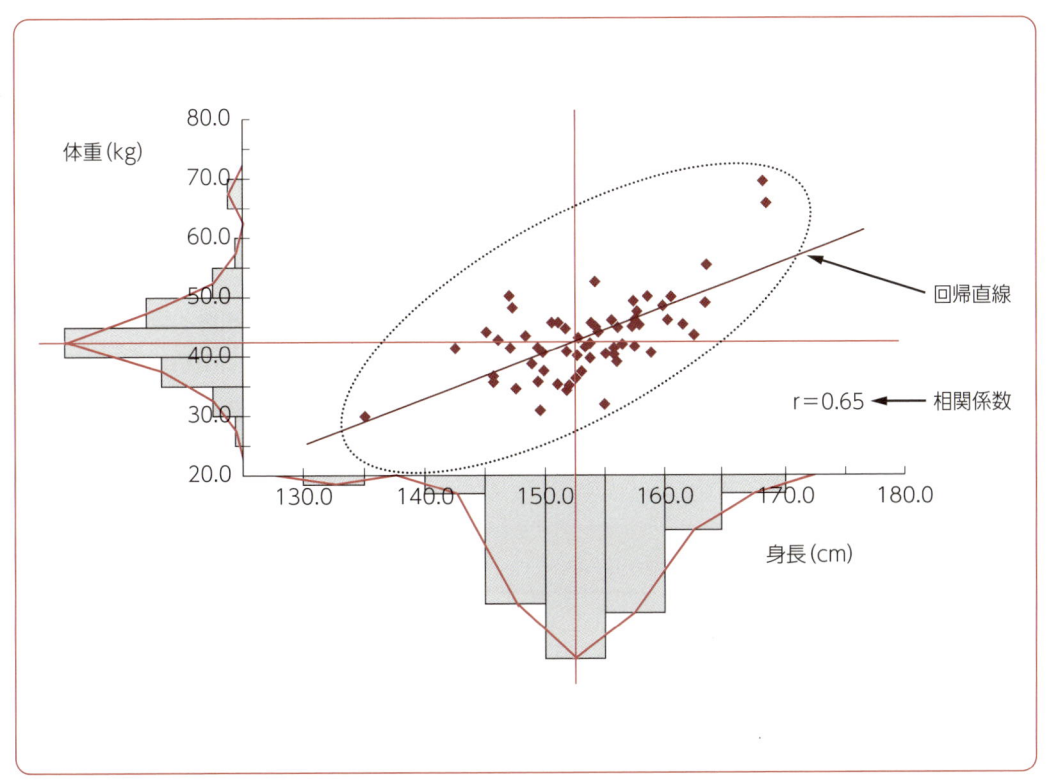

図3-5-1　散布図とヒストグラムの比較

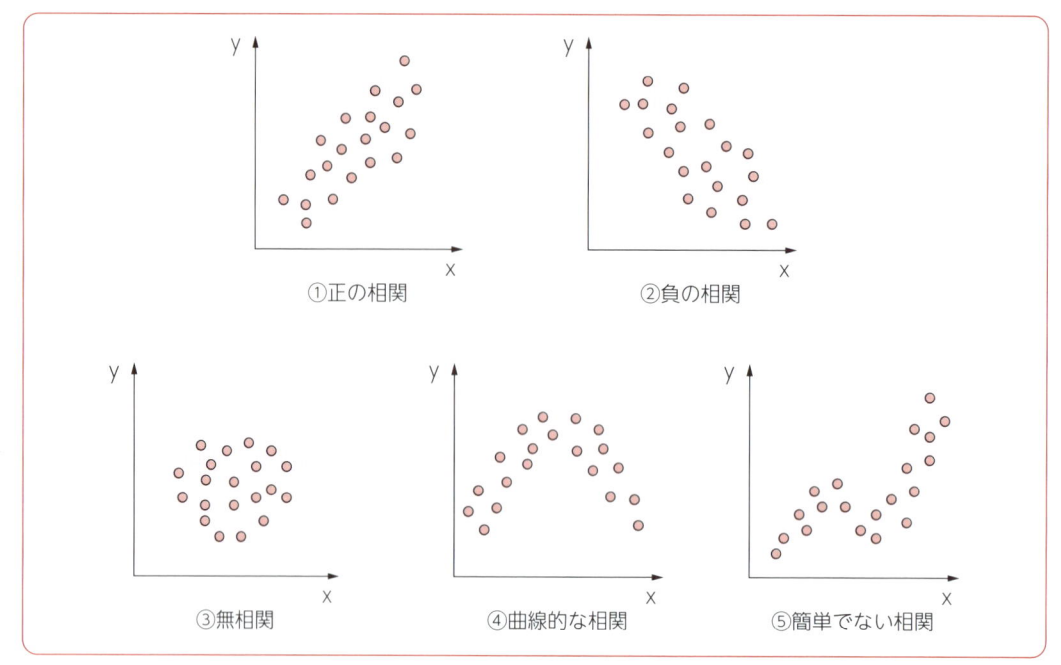

図 3-5-2　散布図のさまざまなパターン

散布図の読み方

　散布図はあくまでも2つの変数の全体的な傾向をとらえるものです．一方が大きくなると他方も大きくなるような関係（右上がりの関係）を**正の相関関係**といいます（図3-5-2①）．一方が大きくなると他方が小さくなるような関係（右下がりの関係）を**負の相関関係**といいます（②）．このような関係を**直線的な関係**といいます．

　それぞれの変数が正規分布に近くても，相関関係がなければ点が全体に円になっていたり，あるいは軸に平行な楕円状に散らばっていたりします（無相関）（③）．

　2つの変数の関係は直線的なものばかりではありません．正の相関と負の相関をミックスした曲線的な場合もあります（④）．もちろん2つの変数の関係は単純明快なものばかりではありません．明らかに何らかの関係がありそうに見えるけれど，それをはっきりと表現できないような場合もあります（⑤）．

相関係数で数値要約する

　1つの量的な変数が正規分布に近い場合の数値要約には，平均値と標準偏差を使いました（p.40）．2つの変数に関しても，平均値と標準偏差を応用した**相関係数**という指標があります．

　相関係数は2つの量的な変数の直線的な関係を−1から＋1までの数値で表したも

ので，rで表します．rが正の値であれば正の相関を，負の値であれば負の相関を表します．値が+1か-1に近いほど強い相関を表します．±1の場合は2つの変数が完全な一直線の関係（一方が決まれば，他方も決まる関係）にあることを意味します．

注意 相関係数に単位はありません．

　相関係数はそれぞれの変数の平均値から計算されます．したがって，平均値に意味がない場合（p.34）には，相関係数にも大した意味がなくなります．
　相関係数が表すのは直線的な関係だけです．2つの変数の関係は直線的なものだけとは限りません．そのため，相関係数を求める前に必ず散布図を書いて，2つの変数の関係を視覚的に確認しましょう．直線関係にない2つの変数の相関係数を求めても意味がないばかりか，時には全く誤った結論になります．

注意 散布図を描かずに機械的に相関係数を求めたと思われる例は山ほどあります．これは，ヒストグラムを書かないで平均値や標準偏差を機械的に求めているのと同じことです．

POINT

相関係数の意味

　相関係数は間隔尺度ではないので，例えば，r=0.4がr=0.2の2倍も相関関係が強いという意味ではありません．相関係数の大きさと相関の強さの目安（たとえば，0.2〜0.4で弱い相関ありなど）を書いてある本がありますが，絶対的なものではありません．対象数が少ないとき（具体的にいくつとはいえません）にはこの目安はまったく当てはまりません．

直線的な関係と回帰直線

　2つの量的な変数に直線的な関係がみられる場合は，その関係を表す**回帰直線**を引きます．回帰直線というのは，すべてのデータの関係を一番うまく説明することのできる直線です．統計ソフトが引いてくれるので，回帰直線の求め方自体は詳しく知らなくてもかまいませんが，図形的な意味を知っておくとよいでしょう．
　回帰直線は，各点（データ）からy軸に平行に直線に引いた線分の長さ（残差といいます）の2乗の合計が一番小さくなるように求めています（図3-5-3）．本来は，原因と結果の関係がありそうな場合に引くものですが，あまり気にしないで使う人も多いみたいです．

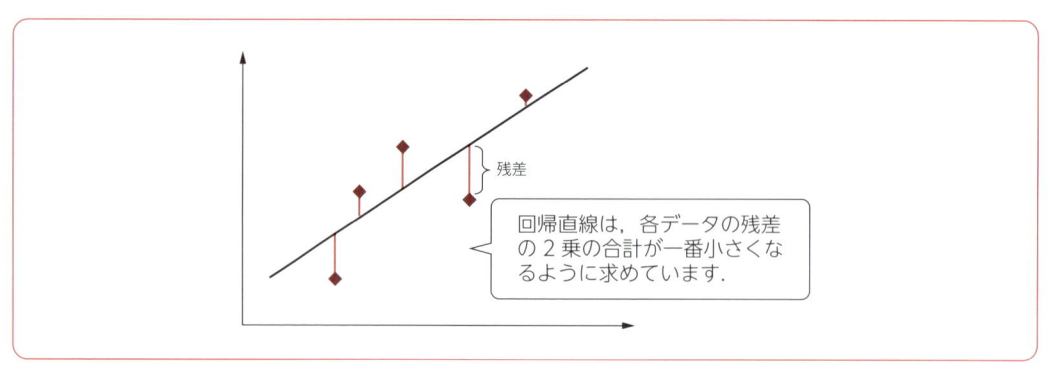

図3-5-3　回帰直線の意味

相関係数ばかりに頼らない！　…曲線的あるいは非直線的な関係

　2つの変数に全く相関がなければ，r＝0です．しかし，r＝0だからといって2つの変数に「関係がない」というわけではありません．U字型，逆U字型の曲線的な関係を示す場合には，いずれもrは0に近くなりますが，2つの変数は無関係ではありません．つまり，2つの変数の相関係数の値が同じであっても，2つの変数の関係が同じだとは限らないということです．

　また，散布図を書いてみれば一目瞭然のことでも，機械的に相関係数を求めるだけではわからないこともあります．例えば，世界各国の国民総所得と5歳未満児死亡率の関係についてユニセフの統計を基に作成した散布図を見てみましょう（図3-5-4①）．世界196カ国の1人当たりの国民総所得（GNI）と5歳未満児の死亡率の全体の相関係数はr＝－0.45です．しかし，散布図をみると2つの異なる傾向がわかります．図を国民総所得が10,000未満と10,000以上に分けてみます（②③）．国民総所得が低い国では国民総所得と5歳未満児の死亡率には強い負の相関が見られますが，所得が一定以上になると死亡率との間に関係は見られなくなってきます．

　同様なことは，国民総所得と平均寿命の関係についても見られます．国が裕福になると平均寿命は延びていくというのは，国民総所得が一定未満でのことのようで，一定以上になると平均寿命との関係は見られなくなってきます．直線関係でない何らかの関係が見つかったのであれば，それが大事な発見です．

　このような場合には，あえて数値要約する必要はなく，散布図で事実として記述することのほうが重要です．

相関係数を求める際に注意する点

①外れ値の存在

　極端な外れ値が存在すると，相関係数は，その値の影響で実際の傾向とはまったく

5 2つの量的な変数の分析

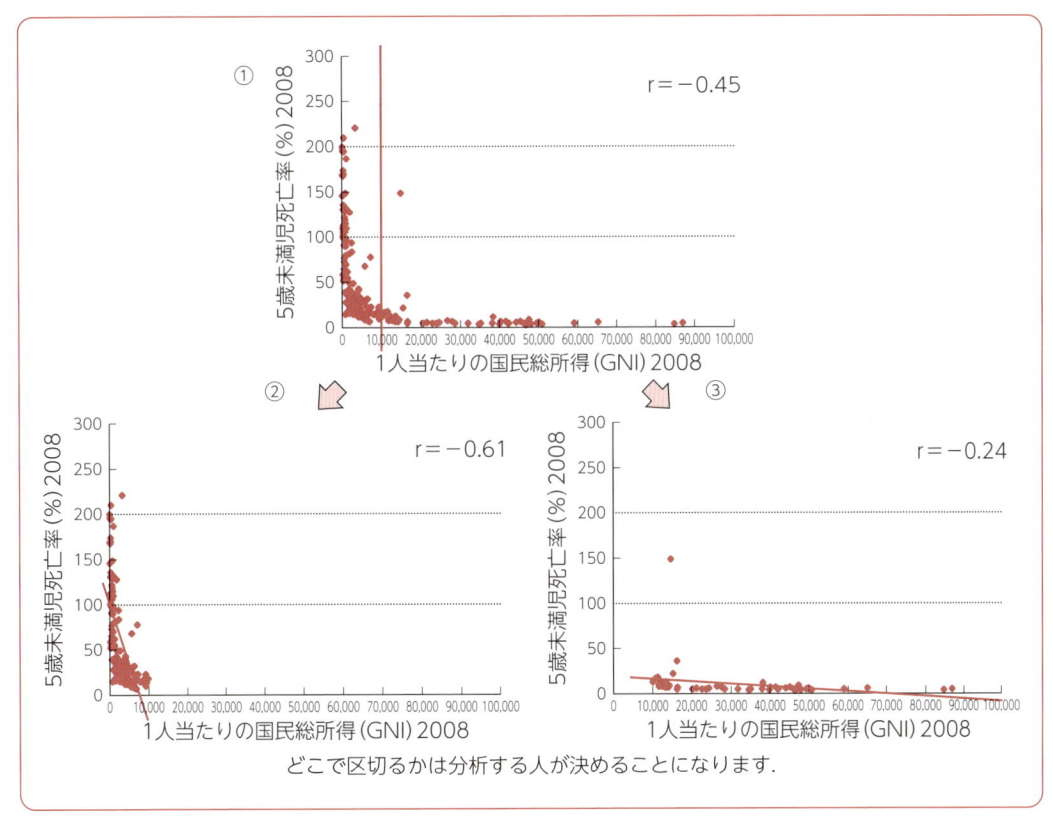

図 3-5-4 散布図の観察 (ユニセフ：世界子供白書 2010. p.100, 表1 基本統計. より筆者作成.)

違った値になったり，極端に大きな値になったりすることがあります（図3-5-5①）．1つの変数としての外れ値だけでなく，2つの変数の組合せとしての外れ値，つまり1つの変数だけで見れば外れ値と見なせなくても，2つの変数のペアでみると明らかに集団の中で外れている場合も考慮の対象となります．これを検討するにはやはり散布図をきちんと描いておかないといけません．

②打ち切りデータ

1つの変数の場合と同じで，打ち切りデータ（p.50）は2つの変数を分析する場合でも問題になります．

例えば，あるアンケートで400組のふたごの出生体重と身長のデータを入手しました．ふたごでは低出生体重児の割合が大きいため，低出生体重でない2,500g以上だけで見ると，体重と身長の相関は全体に比べて弱いものになります．（図3-5-5②）．

入試の成績と入学後の成績の相関なども有名な例です．一定以上の成績の人だけが合格して入学するので，入試の成績と入学後の成績にはそれほど強い相関がみられないという例です．この種の状況はしばしば起こるのでデータを集めるときから注意しておきましょう．

①外れ値の例

体重(kg) r = 0.65

外れ値を除けば相関は正ですが外れ値を含めると相関は負になってしまいます.

体重(kg) r = －0.27 (n=60)

②打ち切りデータの例

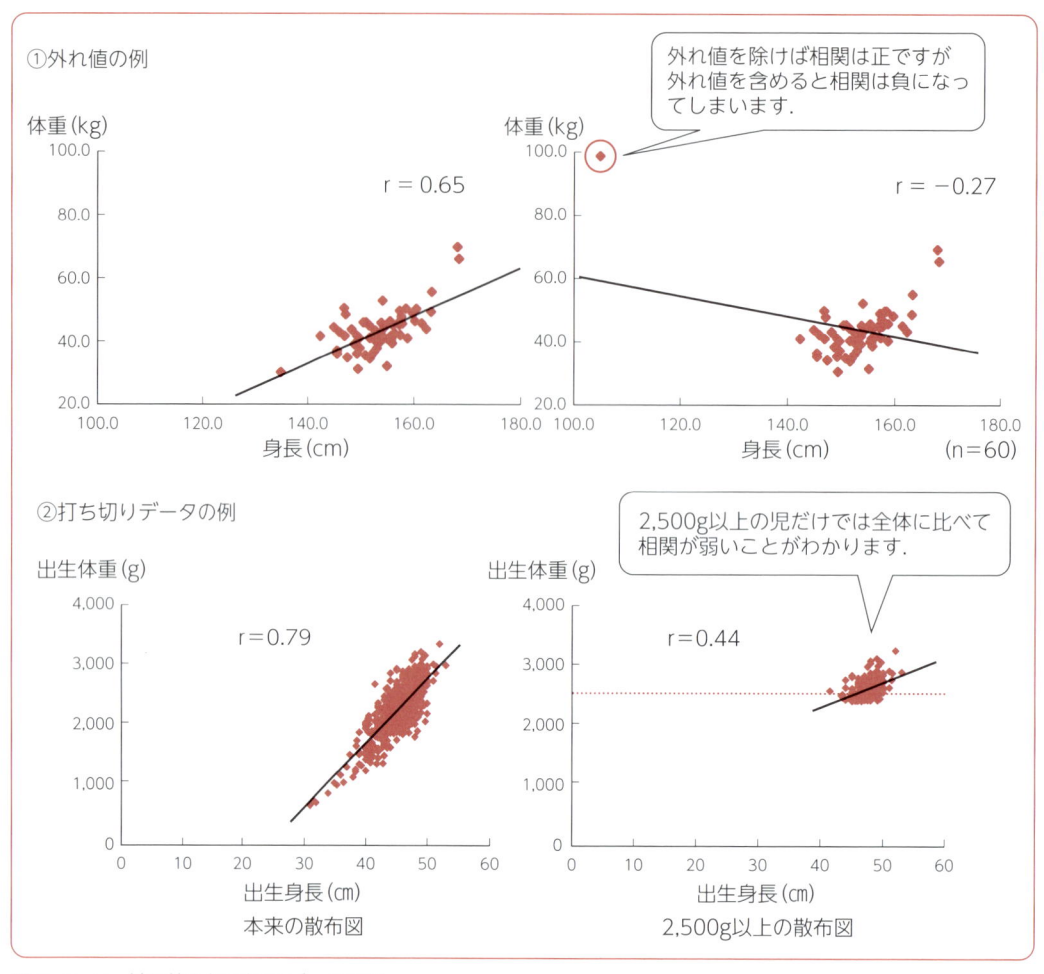

出生体重(g) r=0.79
本来の散布図

2,500g以上の児だけでは全体に比べて相関が弱いことがわかります.

出生体重(g) r=0.44
2,500g以上の散布図

図 3-5-5　外れ値と打ち切りデータの例

③異なる集団の混在

　異なる集団が混在すると，本来の相関とは違った相関が出てくることがあります．
　例えば，男性では年齢とともに増加し，女性では年齢とともに減少するような検査値があったとします．この場合，男女を一緒にして分析をすると無相関になるかもしれません（図 3-5-6）．異なる集団が混ざると，それまで見られた相関が消えたり，逆にそれまで見られなかった相関が表れることがあります．

④実質的に同じ内容を表す変数の相関

　相関係数が著しく高い場合には，同じ内容の変数を扱っている場合があります．
　例えば，子どもの年齢とその子の出生年の相関などです．こうした点を見逃して，別々の変数のように扱って，その後の複雑な分析（重回帰分析など）をしている人がいます．当然，おかしな結果が得られます．相関係数が極端に大きい（つまり散布図が直線的な）ときには一度その理由を考えてみるとよいでしょう．

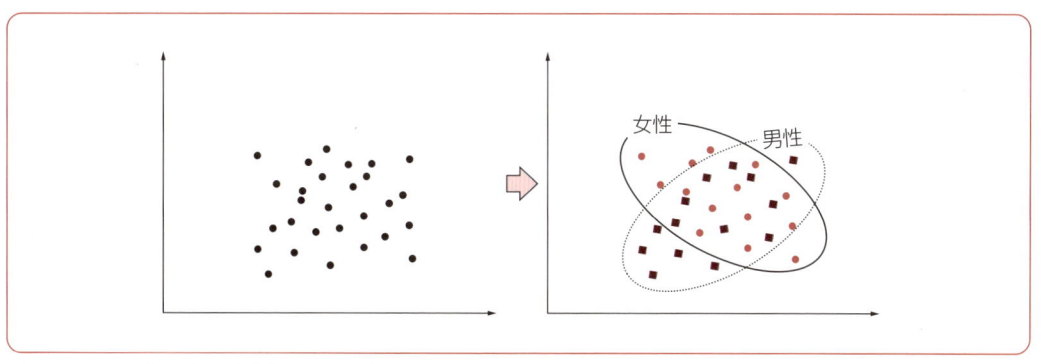

図3-5-6 異なる集団が混在している例

⑤見かけ上の相関

2つの変数の相関を見る場合に，(3つ目の) 別の変数がこれら2つの変数のどちらにも関係していると，2つの変数に見かけ上の相関関係が観察されます．

例えば，看護師の給料と血圧の間に正の相関が見られたとします．この場合，いずれの背景にも年齢という要因が関係していると考えれば多少納得がいきませんか．年齢が上がれば給料も血圧も上がる可能性があるからです．

第3の変数が量的な変数（例えば年齢）の場合は，これをいくつかのカテゴリー（年齢階級など）に分類して分析することも可能です．

参考 量的な変数の影響を直接除く統計的方法もありますが，やや高度な分析になります．

おわりに

2つの量的な変数の集計になると，急速に複雑さが増してきます．しかし，実際に図を見ながら変数どうしの関係を理解できる最後のチャンスかもしれません．3つ以上の変数を同時に扱うことは，目で見ながらの理解を超えることになってしまうので，この段階でしっかりとそれぞれの変数や変数間の特徴を把握しておくことが必要です．

POINT

「相関関係」「関連」と因果関係の混同

相関関係が強いことと因果関係（原因と結果の関係）は全く別の問題です．相関関係は，2つの変数の関係を記述するだけのものです．そのため，強い相関がみられてもなぜそのような関係が生じるのかといった，現象の背後にある変数どうしの関係を特定するような情報は提供していません．これは，クロス表で調べた2つの質的な変数の関連でも同じことです．

仮に，強い相関係数や関連が得られても，因果関係が存在するような表現をしないように注意しましょう．統計分析の結果だけでは因果関係を決めることはできません．

❻ 順序尺度の分析

　ここでは,「学生100人への授業評価」「産科での両親学級でのアンケート調査(100人)」のデータを例にして,順序尺度の分析をしてみましょう.

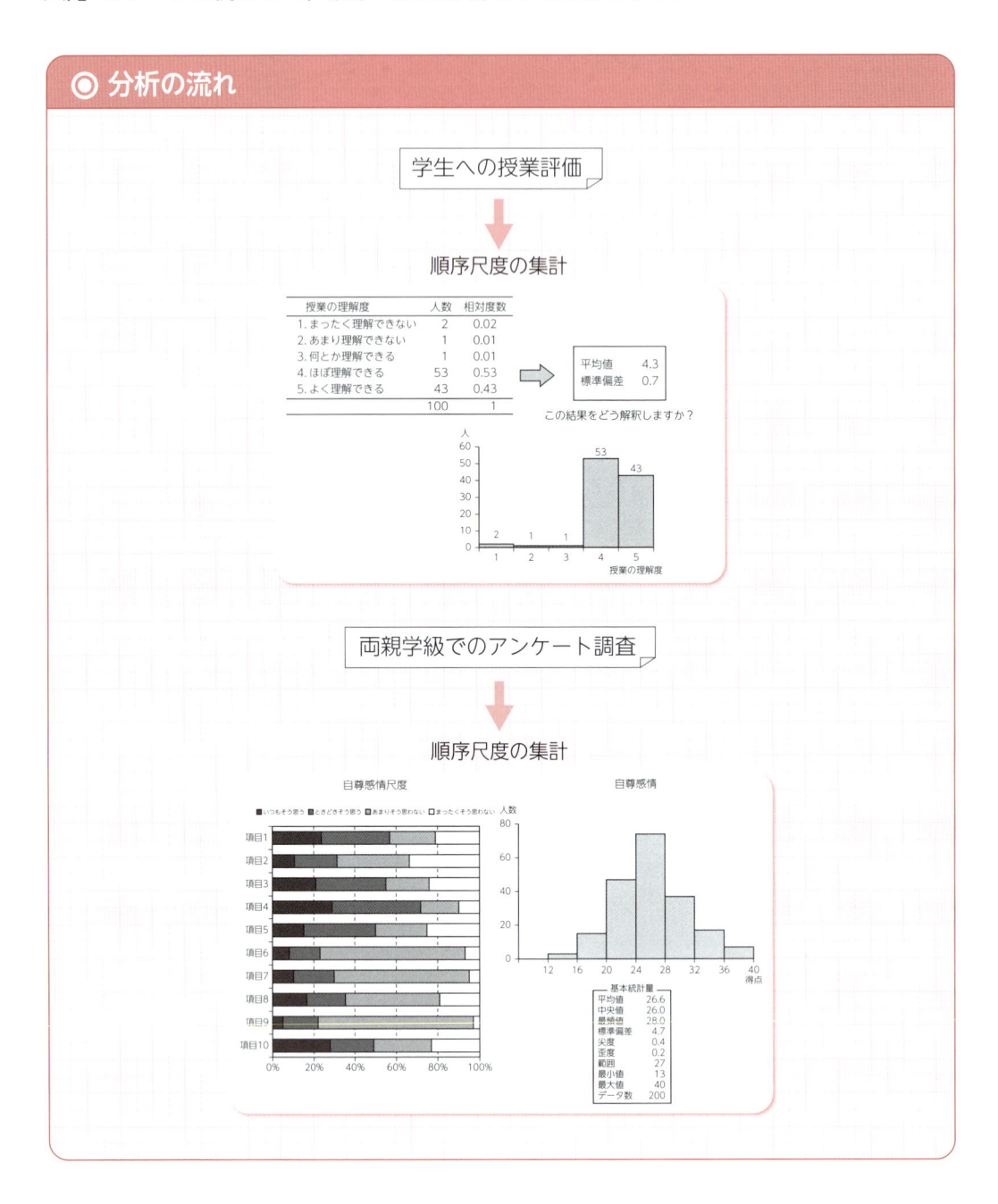

◉ 分析の流れ

学生への授業評価

↓

順序尺度の集計

授業の理解度	人数	相対度数
1. まったく理解できない	2	0.02
2. あまり理解できない	1	0.01
3. 何とか理解できる	1	0.01
4. ほぼ理解できる	53	0.53
5. よく理解できる	43	0.43
	100	1

⇒ 平均値　4.3
　　標準偏差　0.7

この結果をどう解釈しますか？

両親学級でのアンケート調査

↓

順序尺度の集計

自尊感情尺度（項目1〜項目10の積み上げ棒グラフ）

自尊感情（ヒストグラム）

基本統計量
- 平均値　26.6
- 中央値　26.0
- 最頻値　28.0
- 標準偏差　4.7
- 尖度　0.4
- 歪度　0.2
- 範囲　27
- 最小値　13
- 最大値　40
- データ数　200

順序尺度の特殊性

　順序尺度とは段階評価などのやや特殊な尺度です．人間の心理や感覚を扱う検査の多くは，身長や体重のように量的に測定できないため，順序尺度で作成されることが多くなります．代表的なものは，ある質問に対して「1．あてはまらない，2．どちらかというとあてはまらない，3．何ともいえない，4．どちらかといえばあてはまる，5．あてはまる」（5段階尺度）などを選ばせる質問です．

　順序尺度では，原則として足し算や引き算を認めないことになっていますので，このままだと単純な集計（それぞれの回答の割合をもとにした度数分布表の作成）以外は何もできなくなります．統計学の理論はそのほとんどが平均値を中心に組み立てられています．平均値を求めるには足し算を用いますが，順序尺度では足し算が認められていないので，平均値を計算できず非常に不便です．

　そこで，順序尺度であっても，「便宜的に」間隔尺度（p.29）として分析することがあります．つまり，それぞれの段階の順序差が等しい（あるいは，等しい間隔から著しく逸脱してはいない）と「みなす」のです．大事なことは，順序尺度に対して平均値を計算する場合に，「間隔尺度とみなして分析してはいるが，等間隔の保証はどこにもない」ということを忘れないことです．決して，無条件に平均値を求めることが正しいわけではありません．

　こうしたことを知っていて分析するのと，知らないで分析するのでは，結果に対する理解度が全く違ってきます．5段階以上で分布に著しい偏りがない場合には量的に扱えると言いきっている看護研究の本もありますが，5段階で量的な変数だというのはさすがに言い過ぎでしょう．看護研究では順序尺度を使う場合がかなり多いので，正しく理解しておきましょう．

順序尺度の集計

　5段階しかない尺度の平均値，さらには標準偏差を求めるときには，よく意味を考えてください．「100人の学生の，授業の理解度を5段階評価で表すと平均4.3点，標準偏差0.7点でした」というような報告は山ほどあります．ほとんどの学生が4か5をつけていたというだけのことです．このような場合には，度数分布表を作るのが基本です（図3-6-1）．授業が理解できない人とできる人が極端に分かれている場合に，安易に平均値を出してしまうと，その授業は普通程度には理解できるという結果になってしまい，現状とは違ってしまいます（図3-6-2）．

　順序尺度でも，段階が増えてきた場合には，便宜的に連続量のように集計することが可能かもしれません．例えば，自分が感じる健康度を1～10で評価するような場合です．あるいは，アプガースコア（新生児の健康状態を0～10で表したもの）のよう

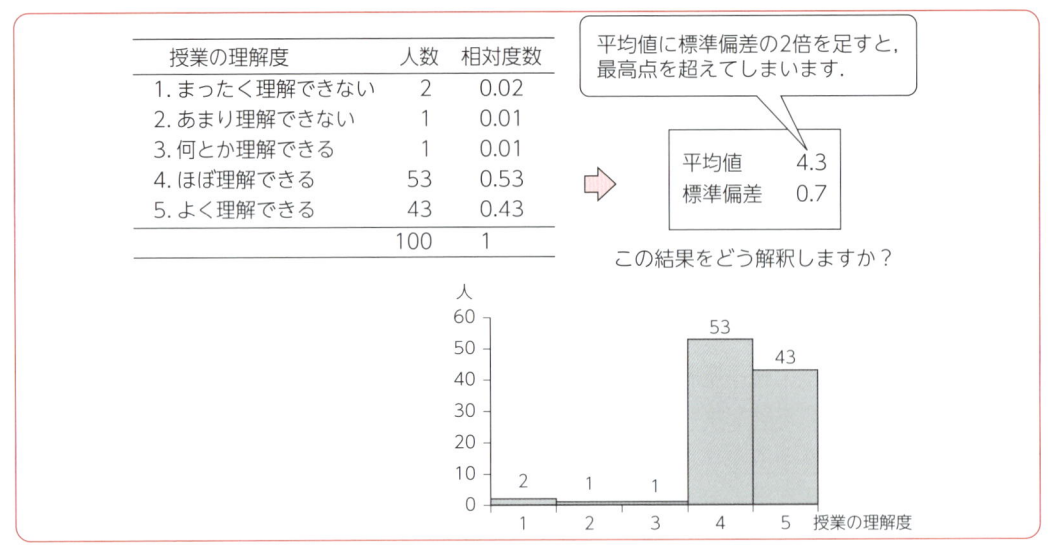

図 3-6-1　5 段階評価の集計①

授業の理解度	人数	相対度数
1. まったく理解できない	2	0.02
2. あまり理解できない	1	0.01
3. 何とか理解できる	1	0.01
4. ほぼ理解できる	53	0.53
5. よく理解できる	43	0.43
	100	1

平均値に標準偏差の2倍を足すと，最高点を超えてしまいます．

平均値　4.3
標準偏差　0.7

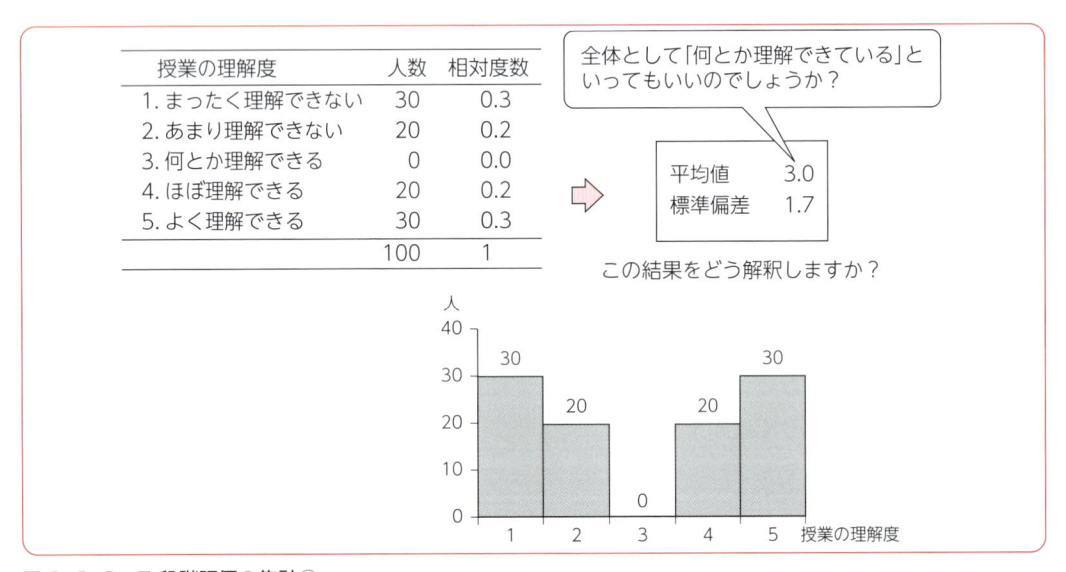

この結果をどう解釈しますか？

図 3-6-2　5 段階評価の集計②

授業の理解度	人数	相対度数
1. まったく理解できない	30	0.3
2. あまり理解できない	20	0.2
3. 何とか理解できる	0	0.0
4. ほぼ理解できる	20	0.2
5. よく理解できる	30	0.3
	100	1

全体として「何とか理解できている」といってもいいのでしょうか？

平均値　3.0
標準偏差　1.7

この結果をどう解釈しますか？

に既存の尺度となっている場合もあります．しかし，このような場合であっても，平均値を求めることと，平均値に意味があるかどうかは別問題です．

アプガースコアなどで平均値を求めた報告が数多くあります．通常は平均値が 8〜9 程度となり，平均値を取ったとしても大した意味（情報）はありません．多くの新生児が健康でしたという当たり前の結果です．このような場合でしたら，カテゴリー化して新生児仮死の児の割合を求めるほうが有益です．大切なことは，目的を持って集計することです．

何段階で評価すれば平均値に意味があるかという基準は特にありません．仮に 20 段階で評価しても，そもそも適切な回答が得られるか（質問自体に意味があるのか）どうかを考えてみたらよいでしょう．

順序尺度の合計点

段階評価のようなものは平均値を取らないほうが無難ですが，いくつかの段階評価の項目を合計した場合は，若干事情が異なってきます．

例えば，産科の両親学級でのアンケートの中に自尊感情，自己効力感に関する設問があったとします．自尊感情尺度は「4. いつもそう思う」「3. ときどきそう思う」「2. あまりそう思わない」「1. まったくそう思わない」の4段階10項目から構成され，この10項目の合計点で全体的な傾向を見ます．理屈上，合計得点は10点から40点にまで分布します．また，自己効力感尺度は「5. そう思う」「4. まあそう思う」「3. どちらともいえない」「2. あまりそう思わない」「1. そう思わない」の5段階23項目から構成されています．この場合は，合計点は23点から115点まで分布します（図3-6-3，4）．このように，順序尺度の合計点を扱う場合には，厳密には連続変数ではありませんが，便宜的に（あるいは，中心極限定理という難しい名前の定理を根拠に）連続量として分析することが多くなります．

分析の方法や注意点は，量的な変数の分析で説明した通りです．心理テストなどには，このようなものがたくさんあります．先に示したアプガースコアも実際には，0～2点で評価した5項目の合計点です．ただし，このような場合であってもいきなり平均値と標準偏差を求めることはやめましょう．

まず基本に忠実に，合計得点を小さい順に並べ替えます．この時点で，例えば周期的に特定の点数だけ度数が大きければ，同じ番号だけに○をつけている人が多い（つ

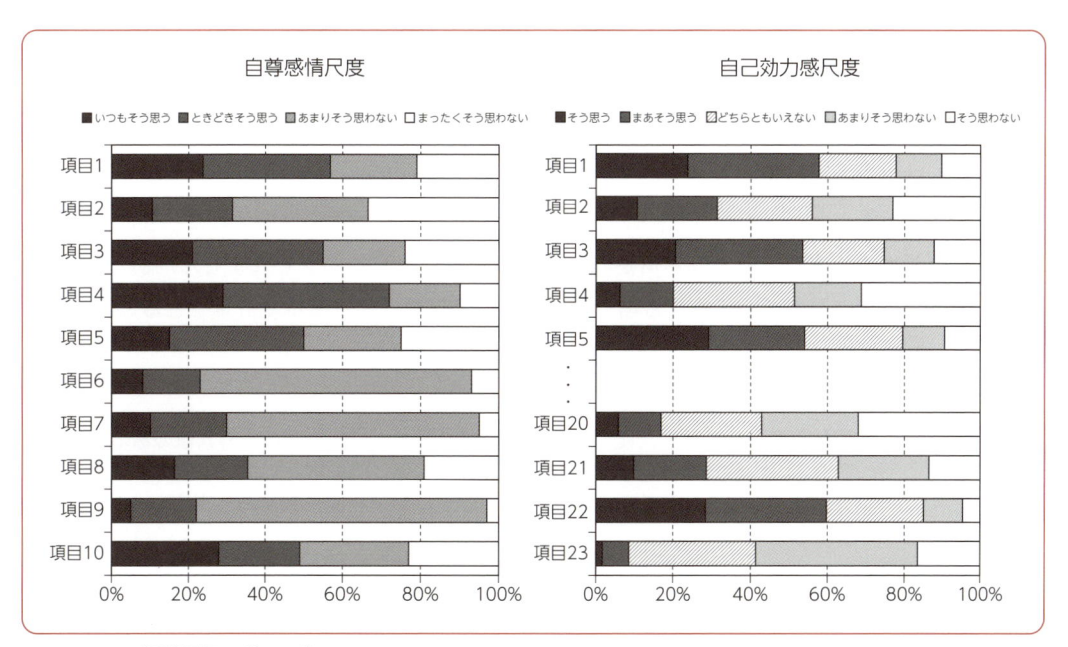

図 3-6-3　段階評価のグラフ化

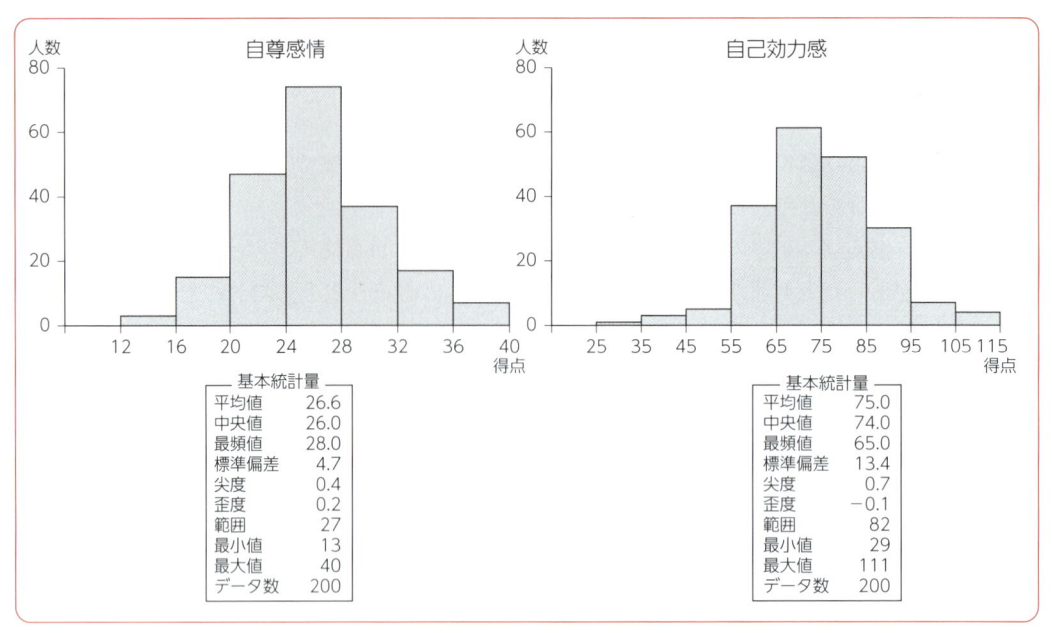

図 3-6-4　段階評価の合計点

まり，いい加減な回答をしている）可能性があるわけです．実際によくある話です．ヒストグラムにすればわからなくすることができますし，たいていは無視されてその後の分析が進んで行きます．また，合計点を求める場合には，理論上は何点から何点に分布することが可能であるかは必ず示すようにしましょう．

2つの順序尺度の関係

　これも実際には決まった集計方法があるわけではありません．例えば，2つの3段階尺度の項目をクロス集計してしまうこともあります．では，これが 10 段階評価であったらどうしましょう．この場合，10×10 のクロス表を作成することも可能ではあります．また，そこから何か特徴的な傾向を見出せるかもしれません．あるいは，2つの順序尺度の関係を見る場合に，順位相関係数という基本統計量をとることも可能です．

> **参考** 順位相関係数は順序尺度に限らず，分布の偏った量的な変数や外れ値のある量的な変数など，一般に順位に注目した方が適切な場合（代表値として平均値よりも中央値の方が適切な場合）に使われます．いくつかの順位相関係数がありますが，2つの量的な変数の相関係数（これを，順位相関係数と区別するためにピアソンの積率相関係数ということがあります）と同じ要領で求めることができます．

おわりに

　順序尺度の扱いは，初心者の多くを悩ませているみたいです．実際には，必ずこうだという統計解析の定番があるわけではありません．そのため，本によって違うことが書いてあったりします．結局は，目的意識を持って分析をし，自分がなぜこの分析方法を選んだのかの理由を説明できればよいのだと思います．発表の時に，分析方法を質問されて，「先生がこうしなさいといったから」というのでは説明にはなりません．

Column 3-1

本当に複雑な分析が必要か（基本的な集計の例）

　筆者の卒業論文のテーマは，「血中尿酸値と性格特性の関係」です．ここでは，この論文で用いた統計解析の紹介をします．研究仮説は，「血中尿酸値の量と行動的（活動的）な性格には（ともに遺伝的な背景があり）関係が認められる」というものです．研究背景として，痛風など高尿酸血症を呈する人は，古来より行動的，活動的，リーダーシップを発揮するような人が多いという一連の研究がありました．

　先行研究の論文を読むと，血中尿酸値は男女で年齢との関係が異なり，男性では年齢とともに増加し，女性では年齢とともに減少すると書かれていました．

　実際に，男女一緒にして年齢と尿酸値の関係を散布図にすると相関は見られませんが，男女別に年齢と尿酸値の散布図を作成してみると確かに，男性では年齢とともに増加し，女性では年齢とともに減少するという同じ結果が得られました．多くの場合，男女のデータをまとめて扱うことは適切ではありません．先行研究に従って，回帰直線を使って，男女別に年齢の補正をし，そのデータの平均値と標準偏差を用いて男女別にデータを標準化しました．

　標準化したデータでヒストグラムを作成すると，尿酸値のデータは正規分布を思わせる左右対称に近い山となりました．その後に，性格検査のさまざまな下位項目と標準化した血中尿酸値の相関係数を計算すると，活動性にかかわる項目のみに有意な相関がみられるという結果が得られました（実際には，血中尿酸値と活動性の項目で，一卵性ふたごの相関係数が二卵性ふたごよりも大きいので遺伝の影響が強いということを確認しています）．

　この研究で用いた統計解析は，男女別の散布図と回帰直線の作成，標準化得点によるヒストグラムの作成，相関係数の算出といった基本的な内容だけです．それでも，十分に新たな知見を得ることが出来ます．

❼ その他の単純集計と一歩進んだ分析

　ここでは既存データを使って，量的な変数と質的な変数の関係を分析してみましょう．また，3つ以上の変数を扱う場合を考えてみましょう．

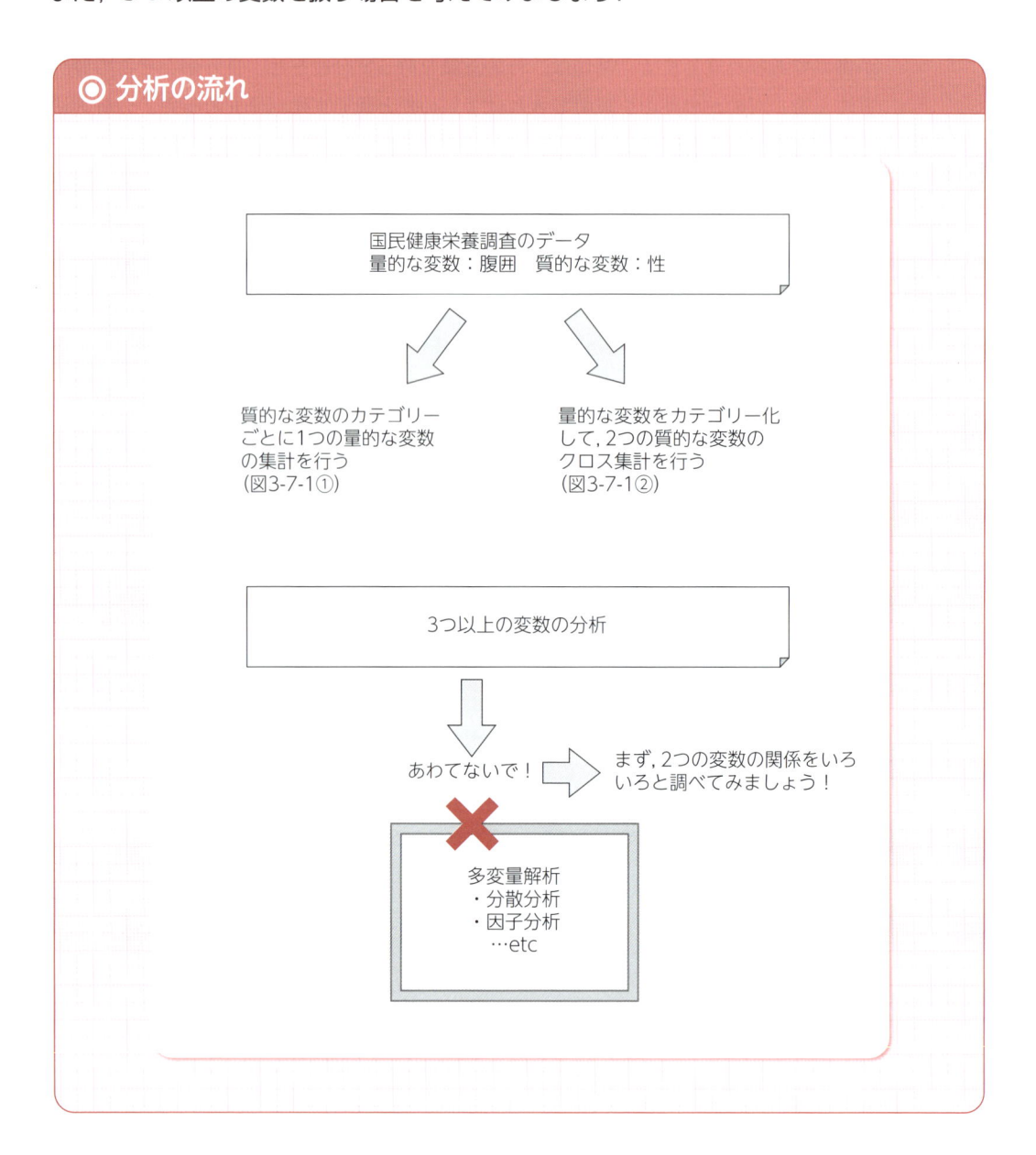

◉ 分析の流れ

```
        国民健康栄養調査のデータ
        量的な変数：腹囲　質的な変数：性
       ↙                        ↘
質的な変数のカテゴリー        量的な変数をカテゴリー化
ごとに1つの量的な変数         して，2つの質的な変数の
の集計を行う                   クロス集計を行う
（図3-7-1①）                  （図3-7-1②）


        3つ以上の変数の分析
                ↓
         あわてないで！  ⇒  まず，2つの変数の関係をいろ
                              いろと調べてみましょう！
            ✕
        ┌──────────┐
        │  多変量解析      │
        │  ・分散分析      │
        │  ・因子分析      │
        │    …etc         │
        └──────────┘
```

量的な変数と質的な変数の関係を分析するには

　2つの変数のうち，一方が量的な変数（例えば，腹囲）で，他方が質的な変数（例えば，性別）である場合はどのようにしたらよいでしょう．この場合，基本的な集計には2通りの方法があります．

　1つは，質的な変数のカテゴリーごとに1つの量的な変数の集計を行う（度数分布表とヒストグラムの作成，数値要約）という方法です．例えば，男女別で腹囲のデータを集計するなどです（図3-7-1①）．

　もう1つは，量的な変数を適当にカテゴリー化して質的な変数とし，2つの質的な変数のクロス集計を行うという方法です．例えば，ヒストグラムを作成したときのように，腹囲を階級で分けて，これと性別とのクロス表を作ります（②）．

3つ以上の変数の関係を分析するには

（1）量的な研究の目的を考えてみましょう

　量的な研究の目的は，多くの場合，①「変数Aと変数Bの関係を知る」，さらに進んで，②「変数Aの原因は変数Bであること（仮説）を確かめる」ことでしょう．もちろん，1つの調査で両方を確認することもあります．

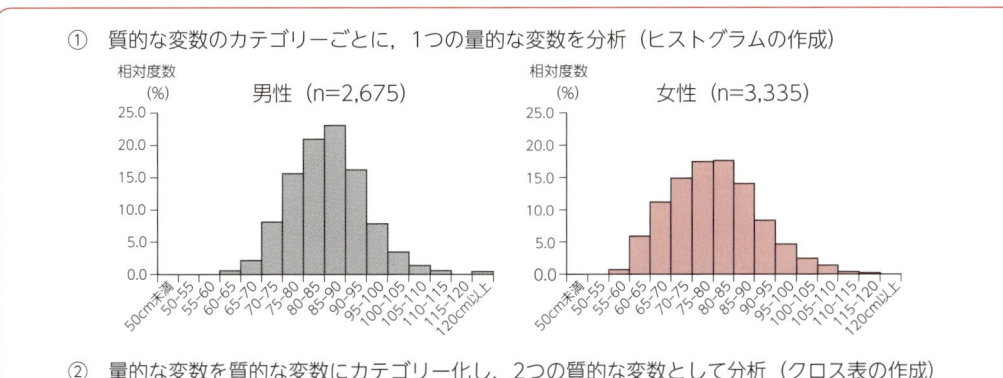

① 質的な変数のカテゴリーごとに，1つの量的な変数を分析（ヒストグラムの作成）

② 量的な変数を質的な変数にカテゴリー化し，2つの質的な変数として分析（クロス表の作成）

		腹囲			計
		85cm未満	85cm以上 90cm未満	90cm以上	
性別	男性	1,261	615	799	2,675
	女性	2,271	468	596	3,335
	計	3,532	1,083	1,395	6,010

図3-7-1　量的な変数と質的な変数の集計（20歳以上の腹囲の分布）
（厚生労働省：平成19年国民健康栄養調査．p.176, 第26表 腹囲の分布．より筆者作成）

① 「変数 A と変数 B の関係を知る」タイプの場合

単に関係を探りたいだけですから，あらゆる2つの変数の関係（相関や関連）を求めてまとめればよいでしょう．そして，その関係を注意深く見ていきます．例えば，身長と体重と性別の関係を知りたければ，男女別に，身長と体重の散布図を書きます．身長と体重と血圧の関係が知りたいのであれば，身長と体重，身長と血圧，体重と血圧の散布図を描き，必要なら相関係数を求めます．

② 「変数 A の原因は変数 B であること（仮説）を確かめる」タイプの場合

一般に結果になるほうを従属変数（目的変数），原因になるほうを独立変数（説明変数）と呼んでいます（p.65）．従属変数あるいは独立変数は，量的な変数・質的な変数のいずれであっても問題はありません．そして，1つの従属変数をいくつかの独立変数で説明しようとすることになります．従属変数は，研究テーマで最も関心のある項目（変数）なのですぐに決まるはずです（決まらないと研究目的が定まりません）．独立変数は，1つとは限りません．調査をする前に研究テーマに関する文献を読んでいれば，独立変数の候補はある程度予想がつくはずです．影響力の強い独立変数は必ずデータをとるようにしましょう．

（2）多変量解析をする前に

3つ以上の変数を「同時に」扱う場合には，多変量解析という高度な統計手法が必要になり，本書のレベルを超えてしまいます．不慣れな人は，いきなり多変量解析をしようと考えます．例えば，3つの集団の平均値を比較する分散分析や，1つの量的な変数に対してを2つ以上の変数でその影響の度合いを説明する重回帰分析などです．

多変量解析を知らなければ，3つの変数の関係を調べることはできないのでしょうか．必ずしもそうとばかりはいえません．3つの変数の関係を考える場合に，いくつか注意すべきことがあります．具体的に考えてみましょう．

① 寄与の強い変数の影響はないか

例えば，出生体重と喫煙の関係に関心があったとします．一般に喫煙女性は体重の小さな赤ちゃんを産みやすいといわれています．この場合，従属変数が出生体重，独立変数が喫煙の有無になります．

質問紙調査を実施し，データをもとに喫煙者と非喫煙者で出生体重の平均値を比べてみました．ところが，喫煙女性のほうが赤ちゃんの平均出生体重が大きく，予想とは反対の結果になりました（図 3-7-2①）．さて，どう解釈したらよいでしょう．

「一般的にいわれている話は間違っている」と断定するには勇気がいりますね．「今回はたまたまそういう結果になった」という説明（方便？）もよく使われます．

ところで，赤ちゃんの体重に影響する要因には多くのものが知られています．こうした情報は事前に文献で調べておき，調査の際に影響の強い変数（測定項目）はできるだけデータをとっておかないといけません．例えば，赤ちゃんの性別，生まれた年，

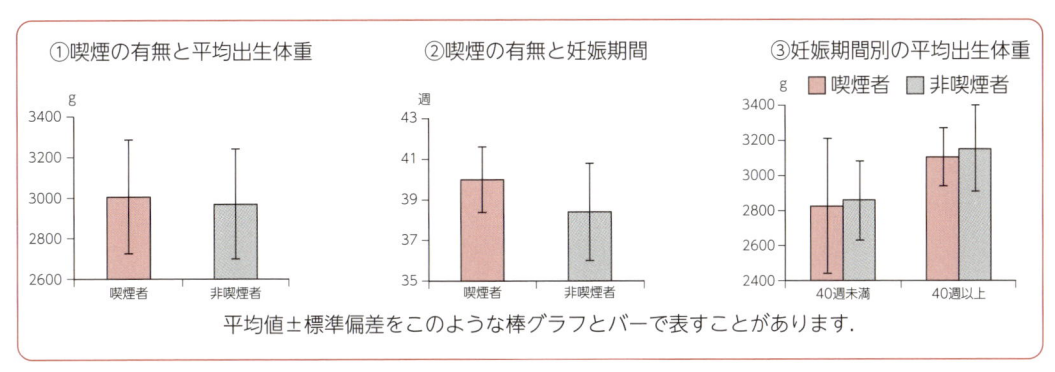

7 その他の単純集計と一歩進んだ分析

①喫煙の有無と平均出生体重　②喫煙の有無と妊娠期間　③妊娠期間別の平均出生体重

平均値±標準偏差をこのような棒グラフとバーで表すことがあります．

図 3-7-2　寄与の強い変数の影響の例（n=30）

母親の年齢，初産婦か経産婦か，妊娠週数などです．この中で一番大きく影響しているのは妊娠週数です．そこで，喫煙者と非喫煙者で妊娠期間が異なっていなかったか調べてみることにしました．すると，今回の対象者では，（たまたま）喫煙者の方が非喫煙者よりも妊娠期間が長い傾向にあることがわかりました（②）．次に，妊娠期間を 40 週未満と 40 週以上に分けて再度集計をしました．すると，いずれの群でも喫煙群の平均出生体重が小さいことがわかりました（③）．

②見かけの関係はないか

ある病院で赤ちゃんの出生順と病気の頻度を調べたら，出生順が後であるほど，ある病気の頻度が上昇するという結果が得られました（**図 3-7-3**①）．出産回数が多いと，後の順番の子に病気が増えるのでしょうか．この結果をそのまま受け取るわけにはいきません．ある種の子どもの病気は母親の出産年齢が上昇すると増加することが知られています．そして，出産回数と出産年齢は強く関係しています．

そこで，母親の年齢を 5 歳ごとに区切り病気の頻度との関係を調べたら，年齢階級が上がるほど病気の頻度は増加しました（②）．その傾向は出生順よりも顕著でした．さらに，母親の年齢階級ごとに出生順と病気の頻度の関係を調べたところ，関係は見られなくなりました．その一方で，出生順ごとに母親の年齢階級と病気の頻度の関係を調べたら，依然として年齢階級が上がるほど病気の頻度が高くなりました（③）．母親の年齢と病気の頻度の関係は出生順の影響を受けていないことがわかりました．

このように，実際には何の関係もないのに，別の要因が介在することで見かけ上の関係が出てくることがあります（**交絡因子**，p. 113）．このように書くと難しいのですが，2 つの変数の間に関係がありそうだという結果が得られた場合には，その両方に大きく関係する別の要因がないかを検討することが大事です．交絡という考え方を知らないとなかなか気が付くものではありません．見かけの関係を作り出す第 3 の要因があるかもしれないということを意識しておきましょう．

性と年齢は見かけの関係を作ることが多い代表的な変数です．質問紙調査では必ず性と年齢（可能な限り実年齢）のデータを集め，分析をする場合には，性別，年齢（階級）別の分析も行いましょう．

①出生順と病気の頻度の関係
②母親の年齢と病気の頻度の関係
③母親の年齢と出生順と病気の頻度の関係

出生順と病気の頻度は見かけの関係であることがわかります．

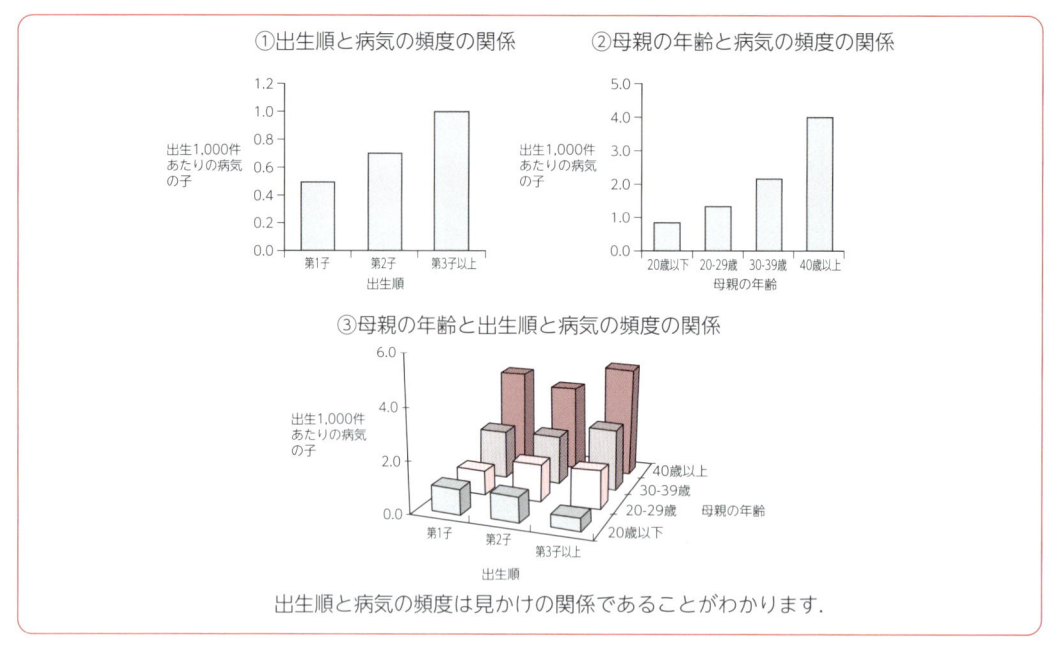

図 3-7-3　見かけの関係の例

データ分析の考え方のまとめ

　結果を得るまでに 2 つの変数の関係をいろいろと調べてみることが大事です．一見それらしい結果が出てくると，多くの人はうれしくなってそこで分析をやめてしまいます．しかし，寄与の強い他の変数の影響を見落としていたり，見かけの関係に過ぎない場合もあるわけです．

　一通りの単純な集計ができるようになれば，その後の分析をするのに，決まった順番はありません．量的な変数（年齢）は質的な変数（年齢階級）よりも情報量が多いので，データを取るときには量的な変数として質問するほうがよいでしょう．しかし，量的な変数を質的な変数にカテゴリー化することで，その後の分析結果がより鮮明になるのであれば，分析する段階でカテゴリー化すればよいのです．また，カテゴリーを併合する場合でもどれとどれを併合すればよいという決まりはありません．

　割り切ったいい方をしてしまえば，データ分析は，自分の目的に合った方法，つまり自分が主張したいことを，一番分かりやすく説明できる結果が出せるようにデータを加工すればいいのです．もちろん，データそのものを自分の都合に合わせて変えてしまうことはルール違反です．

　3 つ（以上）の変数の関係を調べる場合に，決して多変量解析のような複雑な分析をしなくても，2 つの変数の分析を地道に組み合わせることで，大きな傾向がつかめることはよくあります．そのためには，結果に大きく影響する大事な変数のデータは，調査の段階で収集し忘れないようにしましょう．

おわりに

　1つの変数，2つの変数の集計方法は以上でおわりです．こうした基本知識を十分に身に付け，必要に応じて組み合わせていけば，3つ以上の変数の関係を調べる場合でも，十分に役立ちます．複雑な分析をするだけが統計解析ではありません．

　寄与の強い変数の影響や見かけの関係は，得られたデータの2つの変数の関係をくまなく調べていけば多くの場合はわかります．その意味では，データ（変数）の取り過ぎは，むしろ結果の判断を難しくしているといえそうです．

　研究に慣れていないと，どうしても質問項目が多いほうが良い結果が得られると思いがちです．しかし，重要な項目に絞って必要最低限のデータを取ることが，結局は確実な分析結果を残す近道になります．

Column 3-2

本当に複雑な分析が必要か（既存データの有効活用の例）

　既存のデータを用いた例も紹介しておきましょう（詳しくは，S Ooki：The Effect of an Increase in the Rate of Multiple Births on Low-Birth-Weight and Preterm Deliveries during 1975-2008. Journal of Epidemiology, 20（6），480-488, 2010）．筆者は厚生労働省が毎年公表している人口動態統計を使って，近年の多胎児出産の増加による社会的なインパクトを数値化しようと考えました．そのために，低出生体重児と早産児の人口寄与危険割合の年次推移を求めました．人口寄与危険割合という用語は難しいかもしれませんが，「ある要因が集団全体に与える影響」です．四則だけの簡単な数式で計算できます．保健師国家試験の出題項目にもなっています．

　人口動態統計は全数調査ですから，日本国内の現状を報告する限りは記述統計で十分であり，推測統計（検定）の必要はありません．また，厚生労働省のホームページで公表され，ダウンロードを許されている数値ですから，使用にあたって通常は倫理的な問題は発生しません．およそ30年分のデータをダウンロードして，エクセルで新たにデータベース（集計用のシート）を作り，分析に用いました．

　この論文で使ったのは，人口寄与危険割合を算出するためにエクセル関数で作った簡単な数式と年次推移を示すための折れ線グラフだけです．複雑な統計処理や困難なデータ収集をしなくても研究は十分に実施できるのです．

　世の中には単純集計だけで重要な部分が解決してしまった研究例はいくらでもあります．もちろん，筆者も必要に応じて多変量解析を使います．しかし，あくまでもそれは補足的な意味，あるいは論文の体裁を整える役割の方が大きいと思います．重要な関係が認められるのであれば，その多くは単純集計の段階でも見出されるはずです．また，2つの変数の分析を組み合わせれば，影響の強い要因や交絡因子（p.108～）はかなり予想が出来ます．論文として成立するかどうかと複雑な統計解析は必ずしも同じではありません．これから研究を始める人は，内容もわからない複雑な分析方法を機械的に実行するのではなく，ぜひ基本的な分析方法の習得に専念してほしいと思います．

❽ t検定　平均値の差の検定

　ここでは,「中学1年女子と高校3年女子のBMIのデータ」を例にして,平均値の差を検定してみましょう（t検定）.

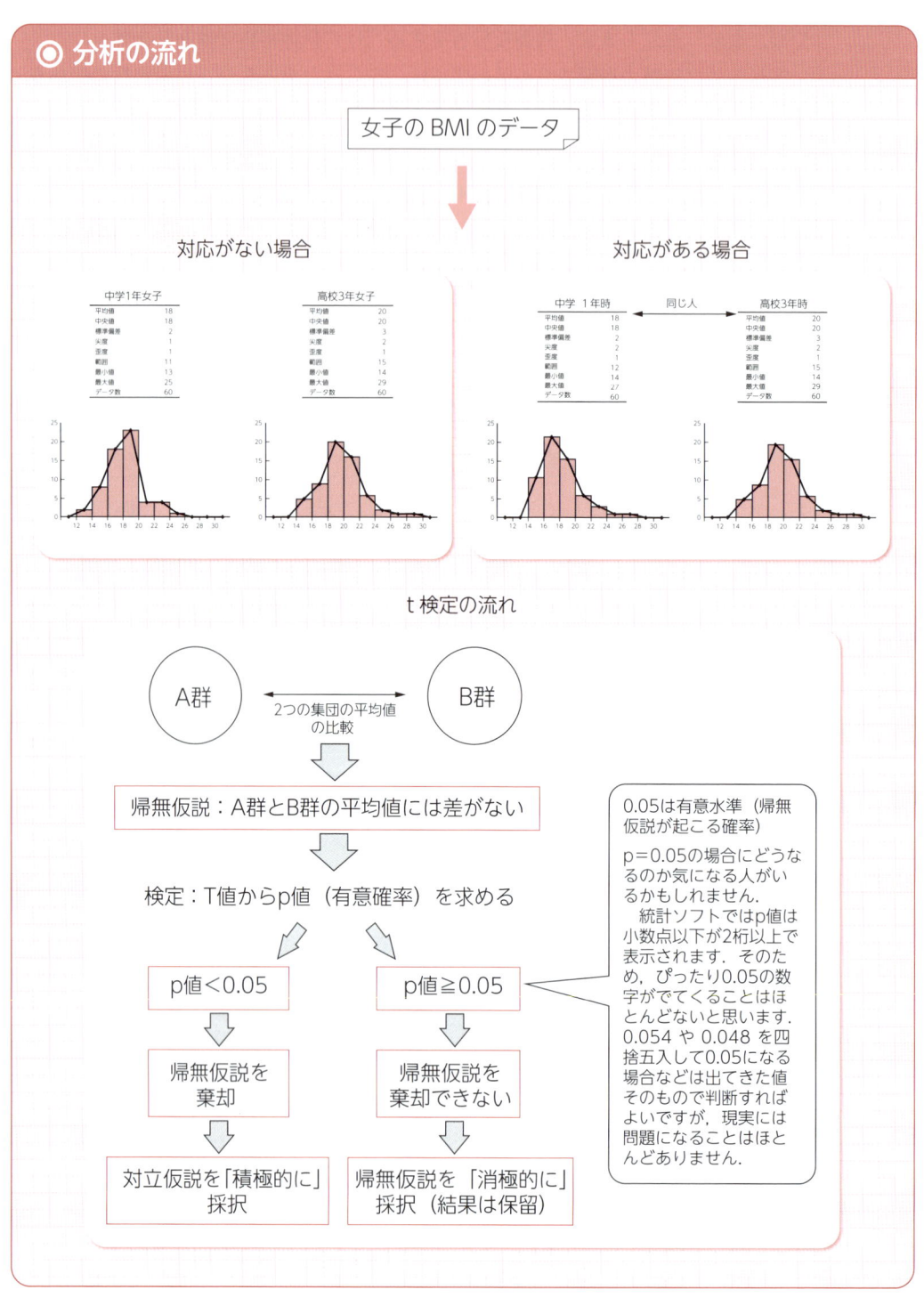

◉ 分析の流れ

女子のBMIのデータ

対応がない場合

中学1年女子		高校3年女子	
平均値	18	平均値	20
中央値	18	中央値	20
標準偏差	2	標準偏差	3
尖度	1	尖度	2
歪度	1	歪度	1
範囲	11	範囲	15
最小値	13	最小値	14
最大値	25	最大値	29
データ数	60	データ数	60

対応がある場合（同じ人）

中学1年時		高校3年時	
平均値	18	平均値	20
中央値	18	中央値	20
標準偏差	2	標準偏差	3
尖度	2	尖度	2
歪度	1	歪度	1
範囲	12	範囲	15
最小値	14	最小値	14
最大値	27	最大値	29
データ数	60	データ数	60

t検定の流れ

A群 ⟷ B群
2つの集団の平均値の比較

↓

帰無仮説：A群とB群の平均値には差がない

↓

検定：T値からp値（有意確率）を求める

↓ ↓

p値<0.05　　　p値≧0.05

↓　　　　　　　↓

帰無仮説を棄却　　帰無仮説を棄却できない

↓　　　　　　　↓

対立仮説を「積極的に」採択　　帰無仮説を「消極的に」採択（結果は保留）

> 0.05は有意水準（帰無仮説が起こる確率）
>
> $p=0.05$の場合にどうなるのか気になる人がいるかもしれません.
>
> 　統計ソフトではp値は小数点以下が2桁以上で表示されます. そのため, ぴったり0.05の数字がでてくることはほとんどないと思います. 0.054や0.048を四捨五入して0.05になる場合などは出てきた値そのもので判断すればよいですが, 現実には問題になることはほとんどありません.

2つの集団の平均値の差を調べることができます

　平均値の差の検定というのは，例えば，「男女で最高血圧に差があるか」など一般に2つの集団の平均値に差があるかを調べる方法で，**t検定**とよばれます．検定の目的は一般化ですから，1つの病院の話であれば，ふつうは検定の必要はありません．平均値の差の検定は，大半の看護統計の本に載っていますし，量的な看護研究でも一番利用されている検定方法の1つです．基本をきちんと理解しておきましょう．

　多くの人は，データが手に入ると，とりあえず（なんとなく）平均値と標準偏差を求めて，平均値の差の検定を行います．しかも，理論的にかなり複雑な検定（ウエルチの検定（p.90）といわれる平均値の差の検定です）まで機械的に行います．集団の特徴を表す基本統計量は平均値以外にもいろいろあるのに，なぜ平均値の差だけに注目するのでしょう．

　量的なデータの基本統計量の中でも平均値は一番大切で，しかも一番応用範囲が広いものです．標準偏差や分散，相関係数などはいずれも平均値をもとにして求められていることを思い出しましょう．また，一番よく性質（数学的な特徴）がわかっています．正規分布は平均値と標準偏差だけで形状が決まります．そのため，平均値について分析することが大切なのです．

平均値の差の検定（t検定）をする際の注意点

　平均値が意味を持つのはどのような場合だったか覚えていますか．量的なデータで左右対称の山型に近い場合でしたね．そのため，t検定は，母集団が正規分布に近いことが条件となっています．

　平均値は標準偏差とペアで扱うことは説明した通りです．標準偏差は推測統計ではあまり使われません．それは，標準偏差を求める際に平方根を取ることが理由です（平方根の計算は面倒ですね）．推測統計では平方根を取る前の**分散**を使います．つまり，推測統計でのばらつきの指標は，標準偏差ではなく分散になります．

　2つの集団のばらつきが同じ程度であっても，そのばらつきの大きさによって平均値の差の意味はかなり違います．（図3-8-1①）をみるとAとBの重なっている部分は少なく，差があるといえそうです．しかし，（②）では，重なっている部分が多く，AとBに差があるとはいえないかもしれません．2つの集団のばらつき自体が大きい場合には，ある程度の差は頻繁に起きますが，ばらつきが小さい場合には，同じ程度の平均値の差はめったに起こりません．平均値だけを見ると差がありそうでも，ばらつき（分散）を検討しなければ，正しい判断はできません．

　平均値を比較するときに，2つの集団のばらつきがあまりに違っているのもよくありません．これらは図を見ればよくわかります．したがって，平均値の差の検定を行

①

分散が小さい
AとBの重なりが少ない

②

同じ平均値の差でも，分散が違えば意味が違ってきます．

分散が大きい
AとBの重なりが多い

ばらつきの指標としては，標準偏差でも分散（標準偏差の2乗）でも同じです．
記述統計では「ものさし」として実感しやすい標準偏差を使いますが，推測統計には数学的に応用しやすい分散を使います．平均値の差を考えるときには，2つの標準偏差を比較する習慣を付けましょう．

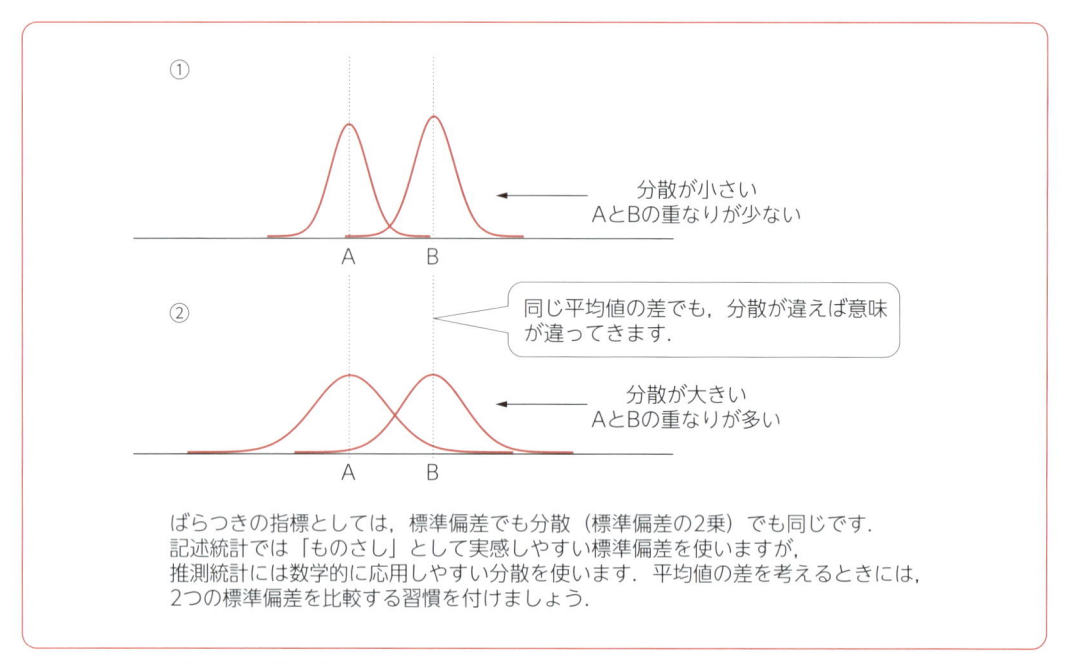

図 3-8-1　2つの標本の平均の差とばらつき

うときのもう 1 つの条件は，2 つの集団の分散が大きく異ならないことです．機械的に平均値の差の検定をするのではなく，まず 2 つの集団の標準偏差の比（大きな標準偏差/小さな標準偏差）をチェックする習慣を付けましょう．例えば，この値が 2 であれば，分散の比は 4 になり，相当違うことが感覚的にわかるはずです．

さらにいえば，2 つの集団の対象者の数（標本サイズ）が大きく異なることも好ましくありません．例えば，男子 20 人と女子 200 人を比較することには何となく違和感がありますね．

以上をまとめると，平均値の差の検定を行うには量的なデータで，
・正規分布に近いこと
・分散（標準偏差）が大きく異ならないこと
・標本サイズが大きく異ならないこと
がおおよその条件になります．

注意 順序尺度は量的なデータではないですから，普通は各項目（例えば，5 段階評価の得点）そのものには無条件に t 検定をしてはいけません．もちろん，各項目の合計点であれば問題ないでしょう．その場合でも，分布の偏りはきちんと確認しましょう．

平均値の差の検定（t 検定）の流れ

検定自体は統計ソフトがやってしまうので，実際に自分で計算（確認）してみよう

と思う人は少ないでしょう．しかし，おおよその流れを知っておくことは大事です．

まず，2つの集団の平均値は等しい，すなわち「差がない」という仮説（これを**帰無仮説**とよびます）を立てます．そして，この仮説のもとで，検定に用いる差の指標である **T 値**（難しい言葉で検定統計量といいます）を求めます．T 値は，2つの集団の平均値，分散，対象数（標本サイズ）から計算でき，平均値の差が大きいほど値が大きくなります．次に，この T 値が生じる確率を計算します．つまり，T 値を 0 から 1 の値に変換するわけです．この確率を **p 値**（**有意確率**）といいます（p 値の p は，確率 probability の p です）．この p 値と事前に設定した**有意水準**（多くの場合は 0.05 です）の大きさを比較し，有意水準よりも小さな p 値であれば，この仮説（差がない）が生じる確率はまれなことになります．

このとき，推測統計においては，めったに起こらないはずのことが起こったと考えないで，2つの集団の平均値が等しいという最初の仮説自体が間違っていたと考えます．つまり 2 つの集団の平均値には「差がない」という帰無仮説を**棄却**する（捨て去る）ことになり，対立仮説となる「差がある」のほうを採択し，2つの集団の平均値は等しくないという結論になります．

> **注意** 実際には，それぞれの集団が正規分布をしているか，分散が異なっていないか，についても前もって検定されます．仮に，こうした条件を満たさない場合でも，検定自体は機械的に行われています．

検定の例を見てみましょう

中学 1 年女子と高校 3 年女子の BMI のデータを例にして，考えてみましょう．

2 つの標本の平均値が等しいかどうかを調べる場合，①「2 つの標本に対応がない場合（独立している場合）」と②「2 つの標本に対応がある場合」に分けて考える必要があります．

①2 つの標本に対応がない場合（中学 1 年女子と高校 3 年女子が別の人の場合）

それぞれの集団が同数であっても，ペアで考えずあくまでも中学 1 年女子全体と高校 3 年女子全体で BMI の平均値に差があるかを問題とします．帰無仮説は「中学 1 年女子と高校 3 年女子の BMI の平均値には差がない」となります．

まず，それぞれのデータの基本統計量とヒストグラムを作成します（図 3-8-2）．次に，エクセルの分析ツールで t 検定を行ってみます（図 3-8-3）．この結果をどう読めばいいのでしょうか．「t」や「P（T<=t）両側」の値は何を意味しているかを図示しました（図 3-8-4）．p 値が有意水準（0.05）よりも小さいことがわかります．

この結果，仮説はめったに起こらない，すなわち，中学 1 年女子と高校 3 年女子の BMI の平均値が同じだとは考えにくいことがわかりました．

第 3 章 身に付けておきたい統計解析のエッセンス

中学1年女子

平均値	18
中央値	18
標準偏差	2
尖度	1
歪度	1
範囲	11
最小値	13
最大値	25
データ数	60

高校3年女子

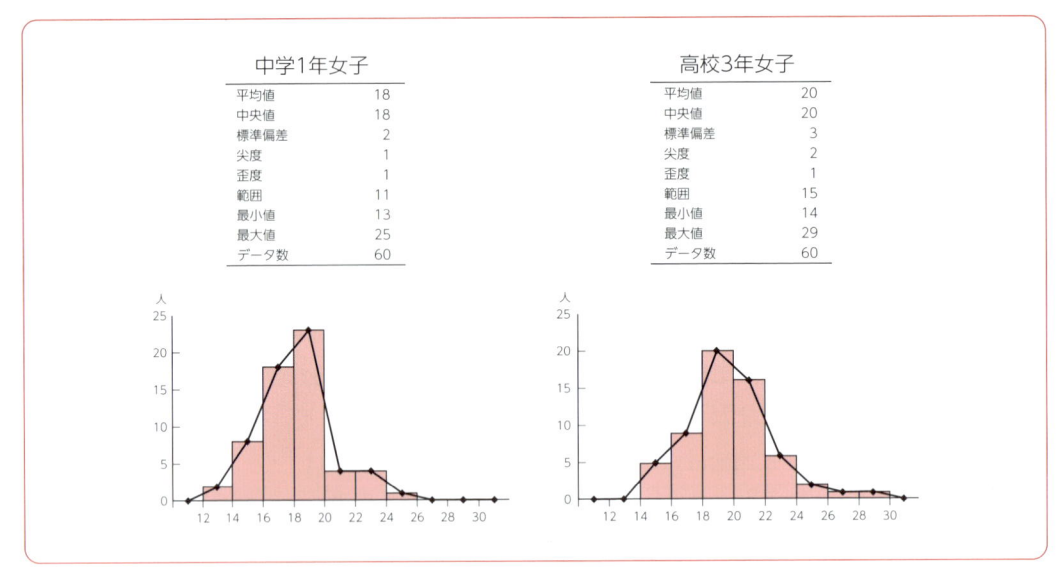

平均値	20
中央値	20
標準偏差	3
尖度	2
歪度	1
範囲	15
最小値	14
最大値	29
データ数	60

図 3-8-2　対応がない 2 つの標本の基本統計量とヒストグラム

	高3	中1
平均値	19.762	18.193
分散	7.523	5.008
観測数	60	60
プールされた分散	6.265	
仮説平均との差異	0.000	
自由度	118	
t	3.432	
P(T<=t) 片側	0.000	
t 境界値 片側	1.658	
P(T<=t) 両側	0.001	
t 境界値 両側	1.980	

自由度は（調査対象数の合計-2）でt分布のグラフに対応しますが，詳しく知らなくても問題ありません．

この数値に注目

図 3-8-3　対応がない 2 つの標本の平均値の差の検定（t 検定）

② 2 つの標本に対応がある場合（中学 1 年女子と高校 3 年女子が同じ人の場合）

　　高校 3 年生が 5 年前の中学 1 年生のときの BMI とどのような差があるかを調べる場合です．このように同一の個人の数値の比較をするような場合を**対応がある**といいます．大事なことは，両方の対象者の数が変わっていないことです．つまり，同じ個人の 2 回の測定値の差だけを 1 つの変数として考えることになります．帰無仮説は「中学 1 年時と高校 3 年時の BMI の平均値には差がない」となります．

　　基本統計量とヒストグラム，エクセルの分析ツールで t 検定を行った結果を（**図 3-8-5，6**）に示します．p 値が有意水準（0.05）よりも小さいことがわかります．

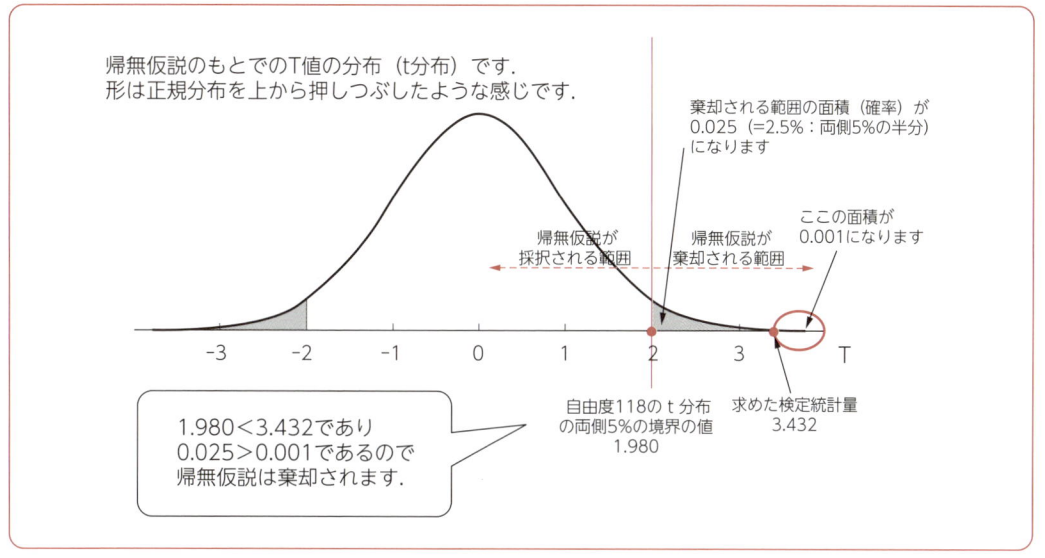

図 3-8-4　t 検定の結果の意味

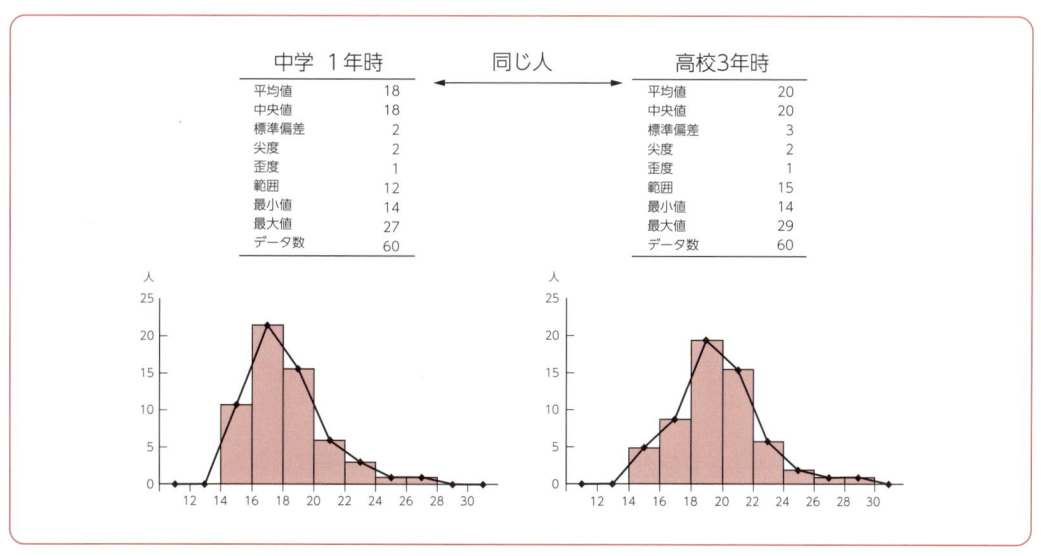

図 3-8-5　対応がある 2 つの標本の基本統計量とヒストグラム

　この結果，仮説はめったに起こらない，すなわち，中学 1 年時と高校 3 年時の BMI の平均値が同じだとは考えにくいことがわかりました．

> **参考** 対応がある 2 つの集団の比較は，薬の使用前・使用後の数値の変化，講義前後の意識テスト点数の変化などに使われます．

第 3 章　身に付けておきたい統計解析のエッセンス

	高3	中1
平均値	19.762	18.257
分散	7.523	5.704
観測数	60	60
ピアソン相関	0.869	
仮説平均との差異	0.000	
自由度	59	
t	8.595	
P(T<=t) 片側	0.000	
t 境界値 片側	1.671	
P(T<=t) 両側	0.000	
t 境界値 両側	2.001	

この場合の自由度は（調査対象数-1）で分布のグラフに対応しますが，詳しく知らなくても問題ありません．

図 3-8-6　対応がある 2 つの標本の平均値の差の検定（t 検定）

ウエルチ（Welch）の検定

　2 つの集団の分散が等しいとはいえない場合には，ウエルチの検定という特殊な t 検定を行います．分散が異なるかどうかについては，t 検定をする前に（統計ソフトが自動的に）F 検定という分散の比の検定を行っています．あまり気にしなくてもよいと思います．実際には，暗算で標準偏差の比を取って差が大きいか小さいかを意識する習慣を付けるほうが大切であり，これを多少理論的に行っているのが F 検定に過ぎません．

　いずれにしても，2 つの集団で分散が大きく異なる場合には，最初から平均値の差の検定に向いた状況ではありません．ヒストグラムを見ながら，なぜ比較する 2 つの集団でばらつき（分散といっても標準偏差といっても同じことです）に差があるのかを考えてみるほうが，有益な結果が得られるでしょう．

検定統計量（T 値）の式をよく見て意味を正しく理解しましょう

　現実には，異なる母集団の平均値が完全に等しいということはあり得ません．つまり，「差がない」という帰無仮説は初めから間違いなのです．したがって，平均値の差の検定は必ず有意にすることができます．なぜそのようなことができるのでしょう．それは，T 値の特徴を少し知ることで理解できます．

平均値の差を検定するときに使うT値は，

　　　T＝［（差の大きさ）×（標本サイズ）］／（ばらつき）

で表されます．ここで，式をよく見てみると，「実質的な平均値の差が大きい」場合だけでなく，「標本サイズが大きく」「ばらつきが小さい」場合にもT値が大きくなり，有意な差が出やすくなることが分かります．

このしくみを理解していないと，有意な差が出れば何でも意味があると誤解してしまいます．実質的にはわずかな差であっても，標本サイズさえ大きければ有意な差が出ます．あるいは，ばらつきが小さな集団どうしを比較すれば，つまり，なるべく検定する測定項目が均質な（ばらつきが小さい）集団どうしを比較すれば有意差は出やすくなります．逆に，標本サイズが小さければ，実際には臨床的に重要な意味のある差でも有意になりにくいので，その重要な差を見落としてしまいます．すぐに検定結果を信じるのでなく，記述統計の結果で以上の点を確認するようにしましょう．

参考 実は，記述統計で用いる分散と推測統計で用いる分散（不偏分散）は微妙に求め方が違っています（実際は，平均値からの偏差の平方和を割るときに，対象数で割るか，対象数から1を引いた値で割るかの違いです）．その理由はやや難しいので本書では触れませんでした．しかし，データの数がある程度大きくなれば，その差はわずかになります．その意味でもデータの数が少なすぎることは問題です．

おわりに

t検定を行う際には，分布が正規分布に「近い」ことが1つの条件になっています．しかし，具体的にどう考えたらよいか疑問に思うはずです．正規分布かどうかの検定（コルモゴロフ・スミルノフ検定やシャピロ・ウイルク検定という覚えにくい名前の検定が有名です）を行うように書いてある本もあります．しかし，いきなり正規性の検定をするのではなく，必ずヒストグラムとあわせて確認しなければなりません．

実際は，「正規分布」「等分散」の条件はたてまえに近い部分があります．そう考えると，順序尺度や，明らかに山型でないとか外れ値がある連続データ以外ではt検定を使ってもかまわないかもしれません．検定結果のことを気にしなければ，あまり厳密に考え過ぎる必要はありません．ただし，検定できることと検定結果が当てになることは別問題ですから注意してください．

⑨ χ^2検定　関連についての検定

　ここでは,「育児中の母親へのアンケート調査」を例にして, 里帰り出産と初経産の関連について検定してみましょう（χ^2検定）.

◎ 分析の流れ

4分クロス表

（検定の際にはクロス表を作成することが基本です）

	列変数(Y)	
行変数(X)	a	b
	c	d

χ^2検定とは

χ^2分布を用いた検定は一般にχ^2検定といわれ, 広く「ばらつき」についての検定の基準（モデル）として用いられます. その中でも, 2つの質的な変数の独立性の検定がχ^2検定の代表です.

χ^2検定をする場合の注意点

- 欠損値は除きましょう
- 度数の少ないセルを工夫しましょう
- 大きなクロス表はまとめましょう
- 検定する目的を考えましょう

2つの質的な変数の独立性を調べることができます

　　2つの質的な変数の関連はχ^2値で表わされます（p.62）. χ^2値は期待される度数と現実に観察される度数の差（ずれ）の指標でしたね. χ^2値は, χ^2分布という理論的な分布に当てはまることが知られています. χ^2分布もt分布と同じで, 正規分布から導かれたものです.

　　χ^2分布は正規分布と同じく連続分布ですから, 質的データに近似的に用いる場合には, データ総数（分析対象の数）が少なかったり, それぞれのセルの度数が少ないときには当てはまりが悪くなります. とくに, 0や1のセルがあるのはあまり好ましくありません. クロス集計をするといきなりχ^2検定をする人がいますが, 期待度数（観測度数ではありませんよ）が5未満（5以下と書いてある本もありますが大した違いはありません）のセルがある場合には, 適切に検定できないので注意してください.

χ^2検定をする際の注意点

①欠損値は除きましょう

　記述統計では，ありのままの現状を記すことが大事ですから，欠損値や度数の少ないカテゴリーでもいきなり無視したりしないで，すべての分布を示すことが大切でしたね（p.54）．しかし，一般化（検定）を考える場合には，逆に情報は凝縮されていたほうが明快な結果が出てきます．したがって，2つの項目がともに欠損値のない対象を分析に用います．

②度数の少ないセルには工夫をしましょう

　度数が少ないセルがあると当てはまりが悪くなるので，カテゴリーの併合などにより，すべての期待度数が5以上になるように工夫します．カテゴリーの併合の仕方に特別な決まりがあるわけではありません．

③大きなクロス表はまとめましょう

　検定が可能であるからといって，例えば10×10のような膨大なクロス表をχ^2検定しても，結果の解釈に困るだけです．もちろん，各変数のカテゴリー数がいくつであればクロス表として適切である，という基準があるわけではありません．

④検定する目的を考えましょう

　例えば，ある県の保健所管区（5カ所）と職種（7種類）に関連が見られたとしても，そのことを一般化することに何か意味があるでしょうか．目的を考えずにすぐにχ^2検定をする人がいますが，分析する目的をよく考えましょう．一般化するということは，なるべくシンプルな規則性を見出すということなのです．

4分クロス表の独立性の検定

　2つの質的な変数（特に，名義尺度）に関連が見られるかどうかを検定します．帰無仮説（p.87）は「2つの変数の間に関連はない（独立である）」となります．この仮説のもとで2つの変数の差（期待度数からのずれ）の指標がχ^2値です．

　χ^2値は，t検定のT値に相当する検定統計量で，χ^2値の場合も，差が大きいほど値が大きくなります．このχ^2値が生じることがどの程度の確率かを計算します．この確率がp値でしたね．差が大きければ大きいほどχ^2値は大きくなり，これは起こりにくいことなので，p値は小さくなります．

　このp値と事前に設定した有意水準（多くの場合は0.05です）の大きさを比較し，有意水準よりも小さなp値であれば，この差は珍しいことになります（図3-9-1）．

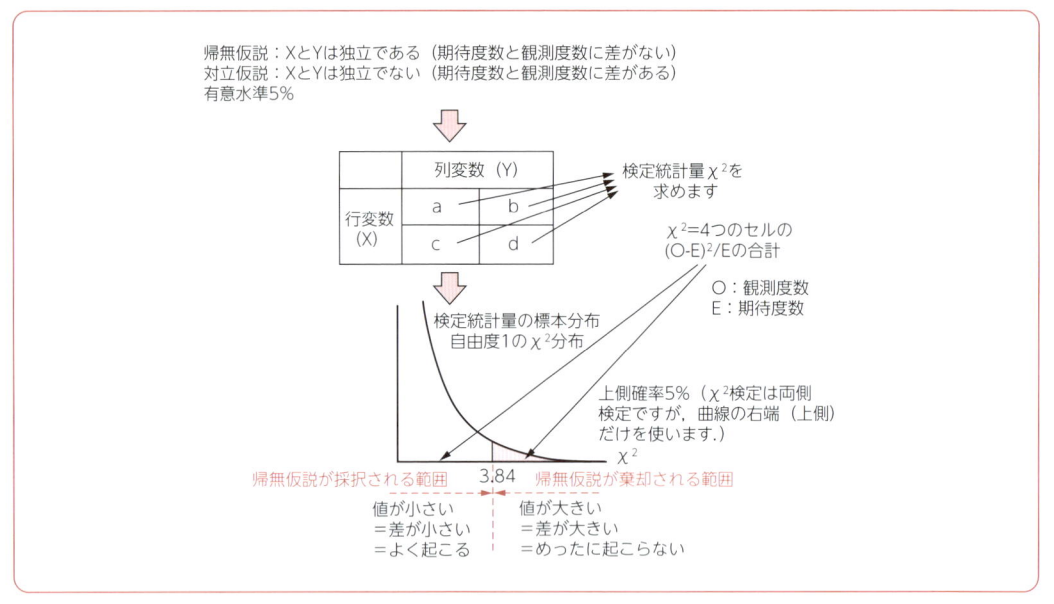

第3章 身に付けておきたい統計解析のエッセンス

図3-9-1 4分クロス表の独立性の検定

このとき，「2つの変数が独立である」という帰無仮説を棄却することになり，対立仮説となる「2つの変数の間に関連がある（独立でない）」を採択することになります．
以上の流れは t 検定と同じですので，よく確認してください．

χ^2 検定の具体例（4分クロス表での検定）

正確な検定は統計ソフトが行うので，ここでは，クロス表を読む力をつけるために電卓レベルでできる計算例を示します．

育児中の母親へのアンケート調査で，里帰り出産と初経産に関連があるかを見てみました（図 3-9-2①）．帰無仮説は「里帰り出産と初経産に関連はない」となります．アンケート調査のデータから得られた観測度数をもとに期待度数を求めます．そして，(観測度数－期待度数)^2÷期待度数の合計として χ^2 値を求めます（p.62）．

あるいは，図 3-9-1 の a, b, c, d に対して，

$$\chi^2 = (ad-bc)^2 \times n/(a+b)(c+d)(a+c)(b+d)$$

という公式で求めます（実際の検定では連続性の補正という修正をしています）．

この χ^2 値 0.072 と自由度 1（4分クロス表に対応する χ^2 分布）の有意水準5%（0.05）の値 3.84 を比較します．すると，χ^2 値のほうが小さいので帰無仮説は棄却できないことになります．つまり，里帰り出産と初経産には関連があるとはいえないということになります．4分クロス表の有意水準 0.05 の値である 3.84 を，4分クロス表の「4」と記憶しておくと便利です

では，管理入院の場合（図 3-9-2②）はどうでしょうか？　今度は，χ^2 値はおよ

①里帰り出産
観測度数

	経産	初産	合計
した	41	111	152
しない	68	173	241
合計	109	284	393

期待度数　152×109÷393で期待度数を計算

	経産	初産	合計
した	42.16	109.84	152
しない	66.84	174.16	241
合計	109	284	393

χ^2値　(41-42.16)^2÷42.16で「ずれ」を計算

	経産	初産	合計
した	0.032	0.012	0.044
しない	0.020	0.008	0.028
合計	0.052	0.020	0.072 → χ^2値

p値=0.788　0.072<3.84なので帰無仮説は棄却されません

②管理入院
観測度数

	経産	初産	合計
した	73	219	292
しない	39	64	103
合計	112	283	395

期待度数　292×112÷395で期待度数を計算

	経産	初産	合計
した	82.79	209.21	292
しない	29.21	73.79	103
合計	112	283	395

χ^2値　(73-82.79)^2÷82.79で「ずれ」を計算

	経産	初産	合計
した	1.159	0.459	1.617
しない	3.285	1.300	4.585
合計	4.444	1.759	6.203 → χ^2値

p値=0.013　6.203>3.84なので帰無仮説は棄却されます

図 3-9-2　χ^2検定の具体例

そ 6 で 4 より大きいので帰無仮説は棄却されます．つまり，管理入院と初経産には関連があるということになります．

厳密な計算は統計ソフトが行いますが，4 分クロス表を見たときに，ずれ（χ^2値）が 4 以上であれば大きなずれという感覚は大切です．

χ^2検定と調査対象数の関係は？

t 検定では，平均値の差が大きく，ばらつきが小さく，標本サイズが大きいときに有意な差が生じやすいことを解説しました．それでは χ^2検定ではどうでしょうか．

最も簡単で重要な 4 分クロス表の検定について解説します．

χ^2値は，$\chi^2 = (ad-bc)^2 \times n/(a+b)(c+d)(a+c)(b+d)$ で求めることができました．分析対象数，つまり標本サイズ（n）が大きくなると，χ^2値はいくらでも大きくなり，2 つの変数には関連があるという結果になります．図 3-9-3 に示したように，すべてのセルの度数を 2 倍にした（つまり標本サイズを 2 倍にした）だけで同じ関係でも有意になってしまいます．

一般に χ^2検定であっても，t 検定と同様に実質的な差だけでなく，標本サイズを大きくすればいくらでも有意差を出すことができます．このことをよく理解していないで，有意差だけにこだわる人が多くいます．

観測度数	はい	いいえ	合計
男性	10	15	25
女性	13	7	20
合計	23	22	45

→ 2倍にした →

観測度数	はい	いいえ	合計
男性	20	30	50
女性	26	14	40
合計	46	44	90

期待度数	はい	いいえ	合計
男性	12.78	12.22	25
女性	10.22	9.78	20
合計	23	22	45

期待度数	はい	いいえ	合計
男性	25.56	24.44	50
女性	20.44	19.56	40
合計	46	44	90

χ^2値	はい	いいえ	合計
男性	0.604	0.631	1.235
女性	0.755	0.789	1.544
合計	1.359	1.420	2.779

χ^2値	はい	いいえ	合計
男性	1.208	1.263	2.470
女性	1.510	1.578	3.088
合計	2.717	2.841	5.558

対象数が2倍になればχ^2値も2倍になります

2.779＜3.84なので帰無仮説は棄却されません　　χ^2値　　5.558＞3.84なので帰無仮説は棄却されます

図 3-9-3　対象数と χ^2 検定の結果

対応がある質的な 2 標本の関連　…マクネマー検定

　対応がある 2 標本の t 検定（p.88）と同じように，χ^2 検定でも対応がある場合があります．例えば，講義前後での好みの変化（好き・嫌い）などです．この場合は，変化のあった部分（嫌い⇒好き，好き⇒嫌い）だけが問題になります．理由を簡単に説明します．対応がある 2 標本の場合，変化（効果）がない人数が 4 分クロス表の 1 つの対角線上にきます．したがって，通常の χ^2 検定を行うと，変化がない人数が多いほど強い関連が見られることになり，正反対の結果になってしまうのです．

　例えば，30 人の学生が看護研究の講義を受けた場合，20 人に好き嫌いの変化があり，16 人が嫌いから好きに，残り 4 人が好きから嫌いになったとします（図 3-9-4）．その場合，$\chi^2 = (16-4)^2/(16+4) = 144/20 > 4$（4 は 4 分クロス表の差のおよその判断基準ですね）なので，講義によって有意水準 0.05 で好きになった人が増えたことになります．一般には，

$$\chi^2 = (b-c)^2/(b+c)$$

で求めます．これを**マクネマー検定**といいます．この場合の期待度数が，変化のあった群の平均値 $(b+c)/2$ であることは感覚的にわかると思います．講義に何の効果もなければ，好きから嫌いになる人と，嫌いから好きになる人は同じ数だと期待できるからです．この値（$(b+c)/2$）が 5 未満になる場合は，検定を使わないほうが無難です．

		講義後		計
		好き	嫌い	
講義前	好き	a 5	b 4	9
	嫌い	c 16	d 5	21
計		21	9	30

人

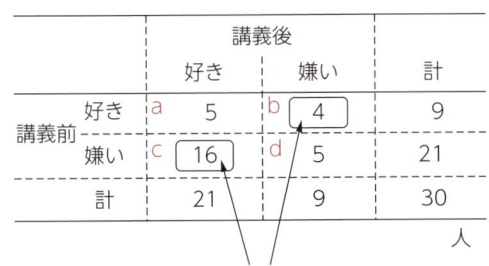

嫌い⇒好き，好き⇒嫌い，と変化した部分だけ（bとcのセル）に注目します．
$\chi^2=(b-c)^2/(b+c)$としてχ^2検定を行うのがマクネマー検定です．
この場合の期待度数は$(b+c)/2=(16+4)/2=10$となります．

図3-9-4　マクネマー検定の例

検定をするまでもないクロス表

　例えば，統計学の好き嫌いと，性別でクロス集計をしたところ，男子は全員が好きと回答し，女子は全員が嫌いと回答したとしましょう．この場合，4分クロス表で（男子・嫌い），（女子・好き）のセルはともに0となりますね．

　こうしたクロス集計の結果を見て，χ^2検定をしてもよいのか相談に来る学生がいます．しかし，検定をするまでもなく，性別と統計学の関連が極めて強いことは一目瞭然です（男子は全員好き，女子は全員嫌いといっているのです！）．一般に，クロス表の1つの対角線以外（特に対角線でない方の頂点付近）に0が多いということは，それだけで関連が強いことを意味しています．大事なことは検定することではなく，まずクロス表を観察することです．

> 参考　集団を分けた場合にある仮説が成立しても，集団全体では正反対の結果になることがあります．これは，2つの変数に共通に関係する要因の影響です．この種の矛盾は，カテゴリー別に分析することで明らかになります（p.81）．

おわりに

　χ^2検定は，特に使用頻度が高いので正しく理解しましょう．4分クロス表の検定には，他にもFisherの直接確率検定（観測度数がより偏った状態で生じる確率のすべてを合計し，有意水準と直接比較します）という有名な方法があります．この方法は，総度数（対象数）が20以下と少ない場合や，期待度数が5未満のセルがある場合など，通常のχ^2検定が適当でない場合に使います．しかし，初心者はそのようなことが起こらないような研究の仮説を立て，データの収集を心掛けるほうが大切です．

❿ ノンパラメトリック検定法

分析の流れ

ノンパラメトリック検定とパラメトリック検定

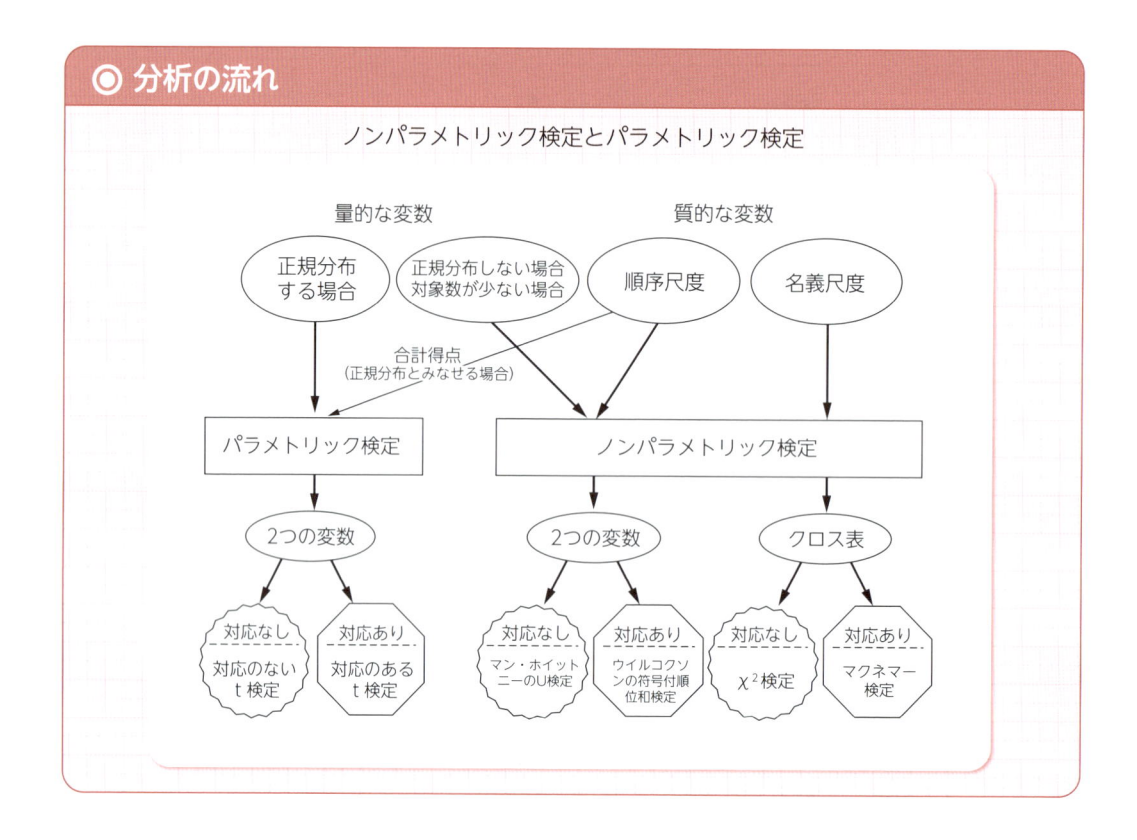

```
                量的な変数                        質的な変数
        ┌─────────┬─────────────┐        ┌─────────┬─────────┐
        │ 正規分布 │ 正規分布しない場合│        │ 順序尺度 │ 名義尺度 │
        │ する場合 │ 対象数が少ない場合│        │         │         │
        └────┬────┴──────┬──────┘        └────┬────┴────┬────┘
             │     合計得点│                    │         │
             │  (正規分布とみなせる場合)          │         │
             ↓            ↓                    ↓         ↓
     ┌──────────────┐      ┌──────────────────────────────┐
     │パラメトリック検定│      │     ノンパラメトリック検定      │
     └──────┬───────┘      └──────────┬──────────────┬────┘
            ↓                         ↓              ↓
        2つの変数                   2つの変数         クロス表
       ┌────┴────┐               ┌────┴────┐     ┌────┴────┐
     対応なし  対応あり           対応なし  対応あり 対応なし  対応あり
     対応のない 対応のある       マン・ホイット ウイルコクソン χ²検定  マクネマー
      t検定    t検定           ニーのU検定  の符号付順              検定
                                          位和検定
```

ノンパラメトリック検定とは

　　　　母集団の分布に正規分布を仮定していない検定方法を**ノンパラメトリック検定**といいます．名義尺度や順序尺度のような非連続の質的データにも使うことができます．独立性の χ^2 検定も質的なデータに対するノンパラメトリック検定の1つです．連続データであっても，正規分布を考えにくい場合や対象数が少なくて正規分布かどうかがわかりにくい場合にも使えます．これに対して，t検定の様に母集団の分布に正規分布を仮定した検定を**パラメトリック検定**といいます．ノンパラメトリック検定法は種類も多数あり，前提条件も少ないので最近では看護研究でも気軽に使われています．

順序尺度の検定

　　　　看護研究では，きちんとした数値化ができないデータを扱うことも多いでしょう．順序尺度がその代表です．そのようなときに，無理やり量的形質の検定法（t検定）を用いることは好ましくありません．順序尺度に対しては，対応のないt検定の代わ

りにマン・ホイットニーのU検定（ウイルコクソンの順位和検定）を，対応のあるt検定の代わりにウイルコクソンの符号付順位和検定を使います．名前が記憶できなくても，検定の種類の表をみて検定法を選べれば十分です．

　量的データを質的データ（順序尺度や名義尺度）に変換するように，順序尺度を名義尺度へ尺度を落として検定することは可能ですが，データの情報量が減りますから結果の正確さに疑問が残ります．例えば，出生体重が 2,600 g，2,800 g，3,200 g のように実際の数値として差があるのに，順序尺度として，1. 小さな群（2,500 g 未満），2. 普通の群（2,500 g 以上 3,500 g 未満），3. 大きな群（3,500 g 以上）に分けたり，さらに，名義尺度として低出生体重児か否かに分けてしまえば，すべてが同じカテゴリーに属すことになり，区別がつかなくなります．つまり，体重そのものの違いという情報は失われてしまいます．知らず知らずのうちにこのようにして情報量を減らしている例は多いものです．

U 検定

　分布の代表値は平均値だけではありません．分布が偏っていたり不明な場合には，中央値も有用です．U検定は2つの集団の中央値の差の検定（あるいは分布の違いの検定）に相当します．検定の方法は，2つの集団のデータを一緒にして，小さい順に並べ，順位（1, 2, 3…）を付けていきます（図3-10-1）．同じ値のデータが複数あれば平均の順位をつけます．こうして，各集団の順位の合計を求め，この値と各集団の対象数をもとに検定統計量U値を求めます．U値の場合には，2つの集団の差が大きいほど値が小さくなり，したがってp値も小さくなります．別の求め方として，あるデータより小さなデータの個数を数えて合計を取る方法もありますが，結果は同じになります．これだけの説明では理解し難いかもしれませんが，順序をつけて一種

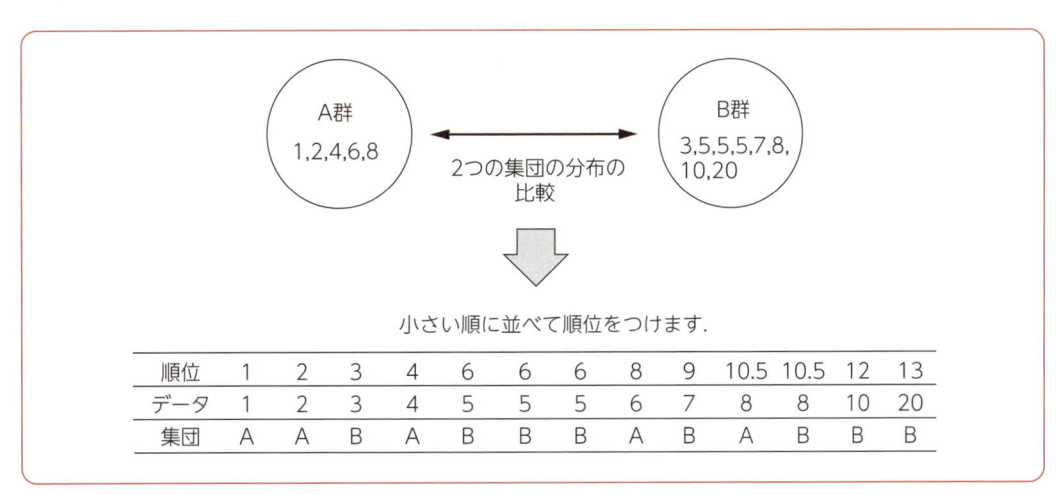

図3-10-1　マン・ホイットニーのU検定

のスコア化を行っていることがわかればよいでしょう．

量的な変数にU検定を使う場合には，平均値が使いにくいことが理由でノンパラメトリック検定を使っているということをしっかりと意識しておきましょう．U検定を行いながら，単純集計では平均値と標準偏差を平気で載せている人がいます．これでは，統計の基本がわかっていませんと書いているようなものです．ふつうは中央値と四分位範囲（あるいは最大値と最小値）を載せます．

ノンパラメトリック検定でも無作為抽出は必要です

ノンパラメトリック検定を使えば，「（無作為抽出でない）どんなデータでも」検定できると思っている人がかなりいます．誤解が多いので補足しておきますと，検定の方法がパラメトリックかノンパラメトリックかは無作為抽出とは全く別な話です．ノンパラメトリックな検定では母集団に特定の分布は仮定していないというだけです．検定というのは一般化の手段ですから，データが偏っていたのでは意味がありません．どのような検定であっても，無作為抽出が原則ですから間違えないでください．

ノンパラメトリック検定でも万能ではありません

「正規分布を仮定できないのでノンパラメトリック検定を用いた」というのは理屈の1つとしては正しいでしょう．しかし，ノンパラメトリック検定を行えば何でも解決できると思ったらそれは大きな誤解です．2つの集団の平均的な順位の比較をしているだけですから，順位そのものに関心がなければ大きな意味はありません．

例えば，ある種の看護ケアをした結果を5段階評価したとします．新しいケアでは，大多数が「5．症状が良く改善された」と回答する一方で，僅かの人が「1．症状がひどく悪化した」と回答しました．このときに，従来のケアでは，半々が，「5．症状が良く改善された」「4．症状がそこそこ改善された」と答えたとします．U検定を行った結果，新しいケアの方が有意に効果があるという結果になりました．この結果をどのように判断するでしょうか．たとえ，症状がひどく悪化した人が一部にいても，「順位」全体として見れば効果があったのだから良しとするでしょうか．U検定は，確かにパラメトリックな検定ができない状況では便利なのですが，分布の中心的な位置の差を見ているだけだということを忘れないようにしましょう．

データの分布・測定尺度の変換と検定

2つの集団の差を検定する場合に，よくパラメトリックな検定法で有意差が出ない

ので，ノンパラメトリックな検定法に変える人がいます．必ずしもどちらの検定の方が有意差が出やすいというものではありません．大まかな傾向として，正規分布に近いときは t 検定が，裾広がりの分布（歪度が大きな分布）のときには U 検定が有利になります．

また，両群に極端な分布の違いがある場合は，量的な変数や順序尺度を半ば強引に 2 分割し，4 分クロス表の χ^2 検定をすると有意差が出ることもあります．例えば，せっかく 5 段階評価で質問しておきながら，いざ検定の段階になると「効果あり群と効果なし群に 2 分して検定しました」などとする場合です．何とか有意差を出したい気持ちはわかるのですが，これでは，多くの情報をみすみす捨てているようなものだということです．こうした分析はそれなりの理由がある場合にすべきでしょう．

おわりに

　有意差が出ない，有意差を出したい，有意差を出すにはどうしたらよいでしょうかという質問をよく受けます（学生だけでなく，指導教員からもです）．そのような人は，有意差を出すことが看護研究（あるいは統計解析）の目的だと信じているため，単純集計（記述統計）を丁寧に行うことの重要性を忘れがちです．中には，検定の結果が先にあって，その結果に都合の良い検定方法を探している人もいます．こうした有意差病（検定病）はなかなか治りません．

　データを集める前であれば，「とりあえずデータを数多く集めてみればいいですよ」とアドバイスをしたり，すでにデータを集めてしまったという場合には，「可能ならもう少しデータを増やせませんか」「検定方法を変えると有意差が出るかもしれませんよ」あるいは「中には，有意水準 10% で『傾向あり』なんて書いてある看護研究の本もありますよ」などとアドバイスをすることもできます（注：このこと自体，「統計学的に」間違いがあるわけではありませんから…）．もしかしたら，そうしたアドバイスの方が喜ばれるのかもしれません．しかし，長い目で見れば有意差だけに振り回されていると，なかなか研究能力は向上しません．

　有意差が出ないという結果でも，意味があることはいくらでもあります．目先の結果だけを急ぐのではなく，生データの把握や単純集計の結果をしっかり理解することが重要です．看護研究の目的を見失わないようにしたいものです．

POINT

検定とは

　検定（test）というのは，統計的仮説検定の略です．つまり，仮説を統計的にテストしてみるわけです．この場合の仮説は，「○○と△△には関係（関連，相関）がある」とか「○○と△△には（平均値に）差がある」などの単純な形になります．関連があるというのは，期待度数と観測度数に差（違いやずれ）があるということと同じですから，結局，検定は「○○と△△には差がある」ということを統計的に確かめる作業になります．

検定の考え方

　検定の手順をやさしく書いた本は山ほどあります．どの本でも大体同じようなことが書いてあります．それでも理解できないという人が多いのは，検定の理論的な考え方そのものが日常的でないためです．

　姉妹でさいころを投げて，1の目が出たら負け（100円払う），1以外であったら勝ち（100円もらう）とするゲームを行ったとしましょう．妹は勝てると思って，賭けをしてみたところ，2回続けて負けてしまいました．妹は納得がいきません．もともと1の目が出やすいさいころを使ったのではないか，と考えたのですがそれを論理的に示すにはどうしたらよいでしょう．もし，1の目が出やすいさいころでなければ（つまり，普通のさいころなら），1の目が続けて2回出る確率は $(1/6) \times (1/6) = 1/36 = 0.03$ です．こんな珍しいことが偶然起きたとは思えない．おそらく最初から1の目が出やすいさいころを使ったのではないかと考えました．ここで注目したいのは，1の目が出やすいことを示すのに，1の目が普通に出る（1/6の確率）と仮定して，その仮定で珍しさの確率を計算していることです．1の目が出やすいことを仮定しても，数値として具体的な珍しさを計算出来ないのです．

検定の原理

　検定の原理を簡単に説明しておきます．2つの集団AとBを比べる時，まず「AとBには差がない」という仮説を立てます．これを帰無仮説（差なし仮説）といいます．検定されて棄却（ききゃく）されて「無に帰する」ところに意味がある仮説ということです．帰無仮説は「差がない」（A=B）の形で設定されます．これに対して，「差がある」（A≠B）という仮説は，帰無仮説が棄却された場合に採択されるもので，対立仮説といいます．仮説検定では，本当に証明（主張）したいのは，差があるという対立仮説です．しかし，検定される仮説は常に帰無仮説だけです．

　具体的には，「差がないという仮定（条件）のもとで」，実際のデータの差が偶然起きる確率を求めます．大事なことはA=Bという状態は1つしかないので，その条件だと差が起きる確率を計算することが出来ることです．そのために，まず検定に用いる差の指標を求めます．これを検定統計量といい，検定する内容によって求め方は違いますが，対象者の人数と，2つの集団の実際のデータの差あるいは順位などを基に計算します．2つの集団の差（ずれ）が大きいと，偶然に起きる確率が小さくなります．検定統計量の値を確率（0～1）に変換して検定結果を解釈しやすくしたものを p 値（ピーチ）といいます．この値が小さいほど，起こりにくい大きな差であり，差がないという帰無仮説が当てはまらなくなります．従って，帰無仮説を捨てて，対立仮説を選びます．その場合に，どの程度の確率なら統計学的に意味の有る（有意な）差になるかを予め決めておきます．この基準となる確率を有意水準（α）といいます．$\alpha = 0.05$ ないし 0.01 が用いられます．帰無仮説のもとでは5％あるいは1％でしか生じない場合を珍しいと考えるわけです．有意水準は，事前に決める固定した値です．看護系論文の査読をしていると，有意水準を「0.05未満」にしたような間違いが頻繁に見られます．

　帰無仮説が棄却された場合は，「積極的に」対立仮説を採択します．こうした判断を統計的に「有意差がある」といいます．検定結果を「有意水準5％で帰無仮説を棄却し対立仮説を採択する」「5％水準で有意であった」あるいは簡単に，「$p < 0.05$」などと記載します．

　帰無仮説が棄却されなければ，「消極的に」帰無仮説を採択しますが，結果には特に意味はありません．この場合，「有意水準5％で有意でない」「2つは異なるとはいえない」と曖昧に表現し

ます．帰無仮説が採択されたとしても，A=B が成立するとは限りません．A と B の差がほんのわずかであったためかもしれませんし，そもそも最初から A=B という仮定自体が成立していない可能性があるからです．

帰無仮説が採択されたとしても，対立仮説が棄却されるわけではありません．検定では，帰無仮説を棄却するかしないかの二者択一であって，帰無仮説か対立仮説のどちらか 1 つを選ぶわけではありません．

両側検定と片側検定

対立仮説を考える場合に，「A と B には差がある」かどうかだけを考える場合（どちらが大きいかは気にしない場合）を両側検定といいます．これに対して，「A（あるいは B）が大きい」ということを対立仮説とする場合（どちらが大きいかまで考える場合）を片側検定といいます．両側検定か片側検定かはデータをとる前に決めます．片側検定を用いれば，同じ有意水準 5% でも片側だけを考えればよい（両側にすれば 10% に相当します）ので目的とする対立仮説が採択されやすくなります．人間が対象の場合は母集団についての確かな知識が少ないので，普通は両側検定を使います．

Fisher の直接確率検定は通常は片側検定ですから，統計ソフトの結果を見るときにはどのように表記されているか間違えないように確認しましょう．

POINT

仮説検定の限界 …正しく理解するために

看護研究の現場では検定が誤用・乱用されています．検定を過信しないためには，検定の考え方にともなう限界も知っておきましょう．

(1) 帰無仮説は正しくないことを証明するためにあります

帰無仮説（差がない）が「正しくない」ことは簡単に立証できても，帰無仮説が「正しい」ことを積極的に証明することはできません．2 本の線の長さが完全に等しいことは簡単に証明できませんが，多少の違いであれ，明らかな違いであれ等しくないことは証明できます．つまり，「差がある」ことと「差がない」ことは，証明のしやすさにおいて平等ではありません．最初から，帰無仮説を棄却することの方が採択することよりも簡単なのです．

(2) 2 種類の判定間違え

真実が分からない状況では，真実（本当は○，本当は×）と判断の結果（○と判断，×と判断）は常に 4 通りの可能性（○を○と正しく判断，○を×と誤って判断，×を○と誤って判断，×を×と正しく判断）があります．真実と検定結果が正しいかどうかは 4 分クロス表で考えることができます．検定の結果は決して真実のすべてを考えているわけではありません．

1) αエラー（第 1 種の過誤）：帰無仮説が正しいのにこれを棄却する（対立仮説を採択する）間違いのことです．簡単にいえば，「差がない」のに「差がある」とする誤り（読みすぎ）です．これは有意水準と同じです．有意水準 5% というのは，5% の間違いは最初から認めているということです．このため，有意水準のことを危険率ともいいます．

2) βエラー（第 2 種の過誤）：帰無仮説が成立しない（正しくない）のにこれを採択する間違

いのことです．簡単にいえば，「差がある」のに「差がない」とする誤り（見落とし）のことです．
　差があるかどうかの裁判でいえば，本当は無実（差なし）なのに有罪（差あり）とされるのがαエラー（冤罪）です．逆に，本当は有罪（差あり）なのに証拠不十分で無罪（差なし）とするのがβエラー（疑わしきは罰せず）です．αエラーとβエラーは混同しやすいため，「あわてのアルファ（読みすぎ），ぼんやりベータ（見落とし）」という有名な記憶法があります．
　実際の検定では，帰無仮説が正しいかどうかも分からないのに，帰無仮説が正しいという前提で判断を下しています．つまり，βエラーは考慮されていません．検定では，「読みすぎ」（αエラー）だけを問題にしています．

有意水準とは
　有意水準は1回ごとの検定に対する考え方ではありません．有意水準5％のことを，検定結果が正しくない可能性が5％と解説している看護研究の本がかなりあります．これは基本的な間違いです．1回ごとの検定結果は正しいか正しくないかのどちらかです．有意水準5％というのは，同じ調査を多数，たとえば100回繰り返し，100回検定したとしたら，100回のうち5回は正しい検定結果を出していない（間違った結果を出している）ということです．皆さんが検定した結果も，実際には間違っている可能性があるわけです．もちろんその答えは誰にもわかりません．また，有意水準とp値を混同している本もあるので注意して下さい．p値のことを有意確率ともいうので間違えるのかもしれません．

パラメトリック検定とノンパラメトリック検定で結果が異なる場合
　たとえば，看護大学の2年生と4年生に対して，ターミナルケアに関してどう思うかについて，「1.関心がない，2.何ともいえない，3.関心がある」の選択肢から回答を選んでもらったとしましょう．本来は，学年と関心の2×3のクロス集計をします．U検定（あるいは，関心をカテゴリー併合で2分割にしてしまいχ^2検定）を行った結果，有意にならなかったとします．この場合，学年ごとに関心の得点の平均値を求めてt検定を行うと有意になることがあります．逆に，量的なデータを質的なデータに変えて検定する人がいます．たとえば，出生体重を低出生体重と非低出生体重に分けたり，血圧値を高血圧，境界型，正常などにカテゴリー化するなどです．この場合，性別とカテゴリー化した体重あるいは血圧をクロス集計しU検定（あるいはχ^2検定）をすることができます．クロス集計は，記述統計としてデータの特徴を分かりやすく説明するには便利です．しかし，量的なデータがある場合に敢えて質的なデータに変換して（カテゴリー化して）検定に用いるかどうかは慎重に考えないといけません．
　対象数が少ない場合に，量的変数にパラメトリックな検定（t検定）とノンパラメトリックな検定（U検定やχ^2検定）を行うと結果が異なることがあります．
　検定の方法が違う（注目している違いが異なる）のだから結果が異なっても不思議はありません．このような場合，意図的に何通りかの検定を試みて自分の都合のよい結果（有意な結果）だけを公表することも可能になります．
　分析の方法を決めるのは，最終的には研究する人・指導する人です．その意味でも目的に応じた分析を，自信を持ってできるようにしたいものです．

第4章 人間を対象とした量的研究での注意点

　さて，ここまでは統計解析の基本的な事項を解説してきました．

　これまでのことを確実にできるだけでも，相当に実力が付いたといえるでしょう．しかし，現実の調査研究の良し悪しは統計処理だけでは決まりません．それでは，いったいどのような点に注目したらよいでしょう．

　本章で解説する内容は，「疫学」という保健師向けの科目の中で出てくる考え方ですが，なぜか看護研究の本で触れられることはほとんどありません．やや難しい内容があるかもしれませんが，わかりにくい部分は読み飛ばし，大体の考え方を知っておきましょう．

　疫学の初歩的な考え方を知らなかったばかりに，せっかく時間と労力をかけて行った研究が日の目を見ることなく残念な結果に終わった例が多くありますので，そうならないようにしましょう．

❶ 統計解析の理想と現実のギャップ

結果を一般化する推測統計（検定）では「明確な母集団の存在」と「無作為抽出」が前提になっています．しかし，実際にはどちらもほとんど考慮されていません．

母集団って何？

データを分析して得られた結果を一般化したい対象を母集団と呼んでいます．

母集団という考え方は，わかったようでわからない部分があります．例えば，内閣支持率といえば，ふつうは日本の有権者を母集団として考えます．同じように，看護学生の学年と学習時間の関連を推測するという場合には，理屈上は日本の看護学生全体が母集団となります．しかし，入手したデータが自分の在籍している看護大学のものだけである場合，この結果を日本の看護学生全体に当てはめられるでしょうか．この場合には，母集団を狭くして「〇〇看護大学の」と考えたほうがよいかもしれません．このように考えていくと，母集団というのは調査者の考え方次第でどうにでも決められるということがわかると思います．

現実の看護研究では，このようなことを意識することなくデータが集められて検定が行われます．母集団を意識しなくても検定自体はできるからです．これは，母集団が明確だからではなく，検定には母集団が必要だということをよく理解していないためです．そのため，「母集団は何を想定していますか？」と質問されると戸惑ってしまう人もいます．

無作為抽出とは？

無作為抽出とは，母集団に含まれるすべてのデータ（対象）が等しい可能性で標本として選ばれるような抽出方法です．

これを実現するには，母集団全体の（あるいは，母集団の特徴を十分に反映する集団の）名簿が必要です．そして，例えば，全員に通し番号をふり，その中からコンピューターで無作為に必要な人数を選び出したり，あるいは，最初の番号を決めて，そこから等しい間隔で番号を選んだりします．

住民の名簿は住民基本台帳などを使えばこうした調査が可能になります．しかし，時間と経費，そして何よりも研究のレベルを考えると，卒業研究や院内研究では無作為抽出を行うこと自体が非常に難しいことがわかると思います．これは，学術論文になるような看護研究の場合でもほとんど同じです．

結果の一般化って？

一部のデータからある集団全体の実態を把握するような調査の場合には，なるべく偏りが少ないデータを集めることが大切です．一方，〇〇と△△の関係を知るといっ

た，「仮説を作り出す」タイプの調査の場合には，多少は調査対象が偏ったとしても，一般化できる可能性があるかもしれません．

　なるべく広い範囲に結果を一般化できれば，研究の価値は上がるでしょう．しかし，そのためには，いろいろな対象から計画的にデータを取らなければいけません．1つの看護大学だけで行った調査を，日本国内の看護大学に当てはめることは強引すぎるでしょう．つまり，一般化を考える場合には，それに見合った標本を選ばないといけないわけです．

　大きな集団へ仮説を一般化しようと思えば，標本が得にくくなります．一方，標本を得やすくするために調査対象を限定すれば，仮説の一般化が難しくなります．調査対象の確保と仮説の一般化は，なかなか両立させにくいわけです．

　実際には調査対象を確保することを優先しています．その代わりに，いろいろな調査の結果を文献などから考察するわけです．

実際には…

　実際の看護研究では「母集団を○○と考えて調査をした」などと書く人はいません．また，無作為抽出でないことも考慮されずに統計解析がなされます．そのため，母集団に対する具体的なイメージを持たないままにデータを集めて，統計処理（検定）を行うことになります．

　一般化する母集団をある程度具体的にイメージできたら，とりあえず正当な理由がなくても得られた調査対象を，その母集団から無作為に抽出した標本とみなすしかありません．その後に，無作為標本とみなすことによる限界を考えていけばよいでしょう．どのようにして調査対象を選び出したのか，標本抽出のプロセスを正確に記述すれば，どの程度無作為抽出から偏っているかを考察することができます．

　ふだんからテレビや雑誌で健康に関する情報などを見る際には，どのようにして調査対象を選び，誰に対して結果を一般化したいのかを考える習慣をつけましょう．

❷ 統計解析を超えた問題　…誤差とバイアス

調査結果と真実

　データを分析して出てきた調査結果はすべての真実を反映しているわけではありません．例えば，同じ時期に世論調査で内閣の支持率を調べても，放送局や新聞社によって結果が微妙に違っています．結果が一致していないこと自体，調査結果が完全な真実を反映していないことを意味しています．しかし，何通りかの内閣支持率の結果をみるとだいたい似たような範囲にあることも確かです．その意味では，適切な調査結果が本当の姿（真実）に近いこともまた確かでしょう．

　それでは，より真実を反映した調査結果にするにはどうしたらよいでしょう．世の中の真実の姿を知ることは難しいことなので，考え方を変えて，調査結果を真実から遠ざける要素を減らしていくことを考えてみましょう．

誤差について

　真実と実際の結果との差を**誤差**と呼びます．つまり，真実から遠ざける要素が誤差です．誤差を減らすことで結果はより真実に近づきます．量的研究で人間の集団を観察する際にはさまざまな誤差が発生しますが，それらはいくつかに分類されています．これは非常に大切なことです．分類して整理することで，実際に研究計画を立てる場合にも，研究結果を解釈する場合にも，研究結果の制限や限界を考える場合にも，その場面に応じた対応ができるからです．

　まず，おおまかに種類の違う2通りの誤差に分類できます．1つは，まったくの偶然に起こるばらつきで**偶然誤差（ばらつき）**といいます．もう1つは，一定の方向性を持った誤差で**系統誤差（バイアス）**といいます（図4-1）．他の人の研究結果（文献）を正しく理解したり，自分が研究を実施する際に出てくる誤差を正しく考察するために必要ですので，誤差の特徴をよく理解しておきましょう．

(1) 偶然誤差（ばらつき）

　調査対象を選び出すときに発生するばらつきがあることを知っておきましょう．綿密に計画した調査で，無作為抽出ができたとしても偶然のばらつきは発生します．

　仮に，1万人の集団があってその平均身長が165 cmであることがわかっていたとしましょう．その中から，無作為に100人を選んで平均身長を求めます．100人の選び方は限りなくたくさんあります．選び方によってはたまたま背の高い人が多く選ばれ，平均身長が168 cmになるかもしれません．あるいは，たまたま背の低い人が多く選ばれ，平均身長が162 cmになるかもしれません．しかし，繰り返しデータを取ることができれば，多くの場合は165 cm近くになります．このばらつきが偶然誤差です（図4-2）．実際の調査は一度しか行わない（できない）ので，自分の調査から得られ

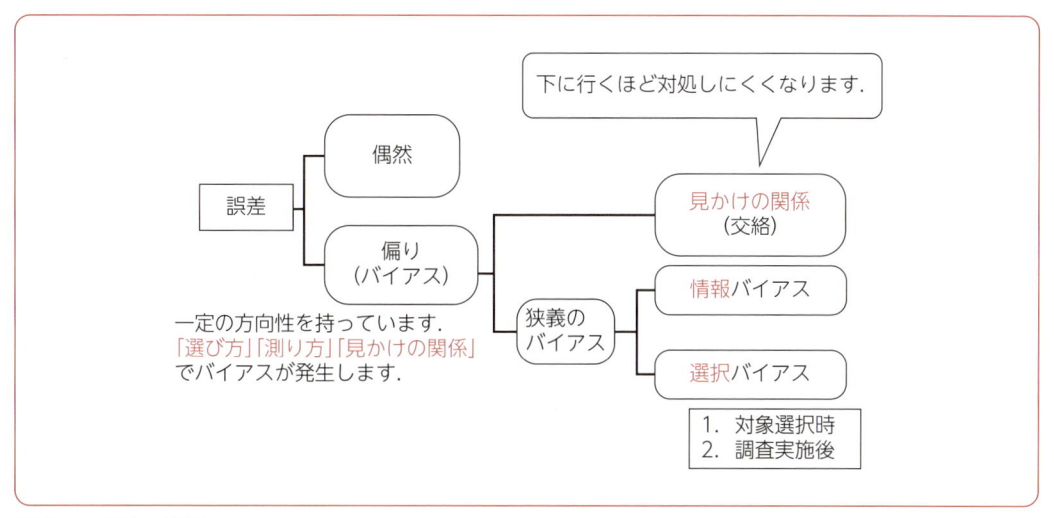

2 統計解析を超えた問題 …誤差とバイアス

図 4-1 誤差の分類

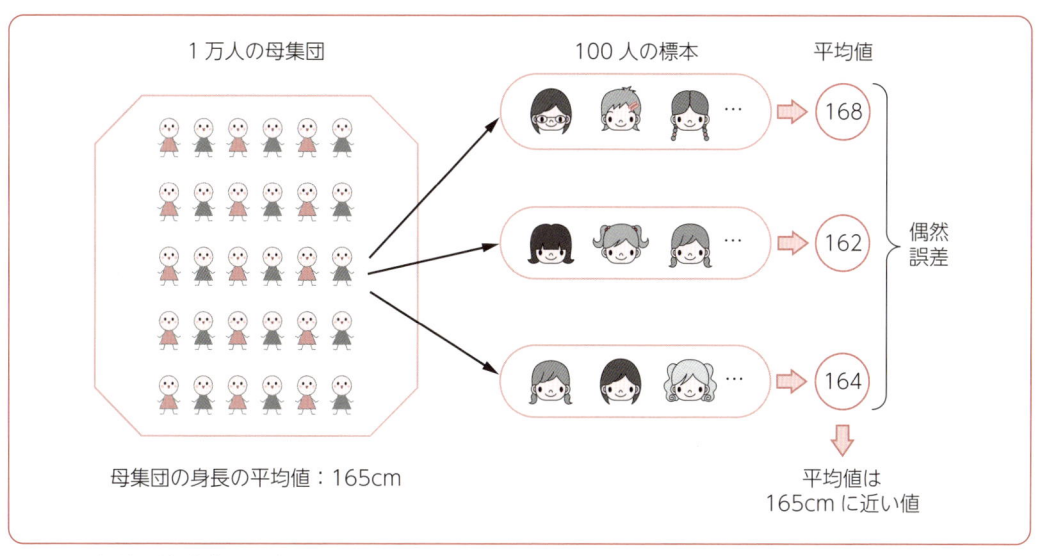

図 4-2 偶然誤差（ばらつき）

たデータが"たまたま選ばれたものである"ということを意識しにくいのです．

調査対象数が多くなれば偶然のばらつきは小さくなります．対象者の全員を調査する全数調査であれば，その結果は答えそのものですから偶然誤差は存在しません．国勢調査などがその例です．その意味では，調査対象は多ければ多いほどよいわけです．しかし，現実には経費と時間の制限があるので適当な対象数で妥協します．

偶然誤差は，真の値を中心に大きいほうにも小さいほうにも広がります．そして，真の値から離れるにしたがって生じにくくなるという性質があります．この特徴は正規分布の特徴と似ていますね．実は，偶然誤差は正規分布をすることがわかっています．これは非常に大事な性質です．対象者の選び方が適切（無作為）であれば，正規分布の性質（平均値から標準偏差の 2 倍を足し引きした範囲に全体の 95% が含まれ

る，p.43）を応用して，一部のデータ（標本）からでも母集団に対する統計的な推測ができるからです．一般には，偶然のばらつきはランダムに（確率的に）発生するので，統計を使ってその程度を見積もることができます．

データを分析し始めると，データをどのように取ってきたのかには注意が向かなくなります．しかし，自分が分析しているデータはたまたま得られたものだということを少し意識しておきましょう．たまたま選ばれたデータですから，思ったような結果になることもそうでないこともあるわけで，有意差が出てこなくても多少は気が楽になるでしょう．

偶然誤差は個々の測定でも生じます．例えば，人が同じ時間に血圧を何回か測ってもすべて同じ値にはなりませんね．人間を対象に測定した情報は，同じ個体内でもさまざまな条件によって変化します．もちろん，異なる人間の間でのばらつきはさらに大きくなります．これ以外にも，さまざまな条件で偶然のばらつきは生じています．つまり，研究で計測したデータはどのように理想的な状況で選んだとしても決して真の値になることはありません．

注意 偶然誤差は標本の選び方が「適切な場合」に生じる誤差であって，標本の選び方自体が不適切なときに起こる誤差はバイアスですから，間違えないようにしましょう．

(2) 系統誤差（バイアス）

つねに大きい値に偏ったり小さい値に偏ったり，一定の方向に偏るような誤差を系統誤差（バイアス）といいます．例えば，服を着たまま体重を測れば，体重は実際よりも大きくなりますね．健診会場などではよく一律に1kg引いたりしますが，これは便宜上行っていることで，正確な値に調整できていないことはわかると思います．血圧計が壊れていて高め（あるいは低め）の値が出る場合などもそうです．機器が壊れていなくても，対象者によって違った種類の測定器具を使う，違った人が測る，などいくらでもバイアスは存在します．あるいは，測定以外でも，調査対象が健康状態の良い人に偏っているなどもバイアスにあたります．テレビなどでよく街頭インタビューをやっていますね．インタビューに回答する人と回答しない人には性格などに違いがありそうですね．実際の調査では，バイアスはどちらの方向にどれくらい偏っているのかさえわからないことのほうが多いのでやっかいです．これには統計を使って対処することはできません．

バイアスはさらに，**選択バイアス**（対象者の選び方の偏り），**情報バイアス**（情報収集の偏り），**交絡バイアス**（見かけの関係を生じさせる偏り）に分けられます．選択バイアスや情報バイアスは研究計画段階でなければ調整できません．つまり，データを集めてからでは対応できないので，研究デザイン（研究の全体的な実施方法）と得られた結果から偏った方向を類推するしかありません．一方，交絡バイアスは研究計画段階でも，データ分析段階でも適切な方法である程度は対処することができます．

なお，バイアスは研究結果そのものをゆがめるものですから，推測統計（検定）だ

けでなく，記述統計でも問題になります．

バイアスの種類

(1) 選択バイアス　…対象者の偏り

調査対象者を選ぶときに起こる偏りを選択バイアスといいます．これは2つの段階で生じます（図4-3）．①母集団を代表するような標本，調査目的を正しく反映できる対象を得られない場合です．これは結果を一般化できるかどうかに関わってきます．②調査対象（標本）と実際に観察（分析）した集団との違いによるものです．これは研究結果そのものの信憑性に関わります．

①調査対象が偏っている場合とは

調査に協力してくれる人だけ選ぶ場合，身近な人だけ選ぶ場合などです．

【所属集団のバイアス】

例1：フィットネスクラブで運動習慣の調査を行っても一般的な答えは得られません．それは，運動習慣のない人が含まれていないからです．

例2：職場の集団は一般住民よりも健康状態が良い集団です．なぜなら，健康状態が悪く働けない人は職場の集団から除かれるからです．

例3：自発的な研究参加者は一般に，健康問題に関心が高く，健康的な生活習慣を実践している方向に偏る可能性があります．健診の受診者であれば，健康に関心がある人や，逆に健康に不安のある人が増える可能性もあります．

このように調査集団に偏りがある場合はいくらでもあります．こうした調査対象の偏りがすべて調査結果を真実から遠ざけているのです．

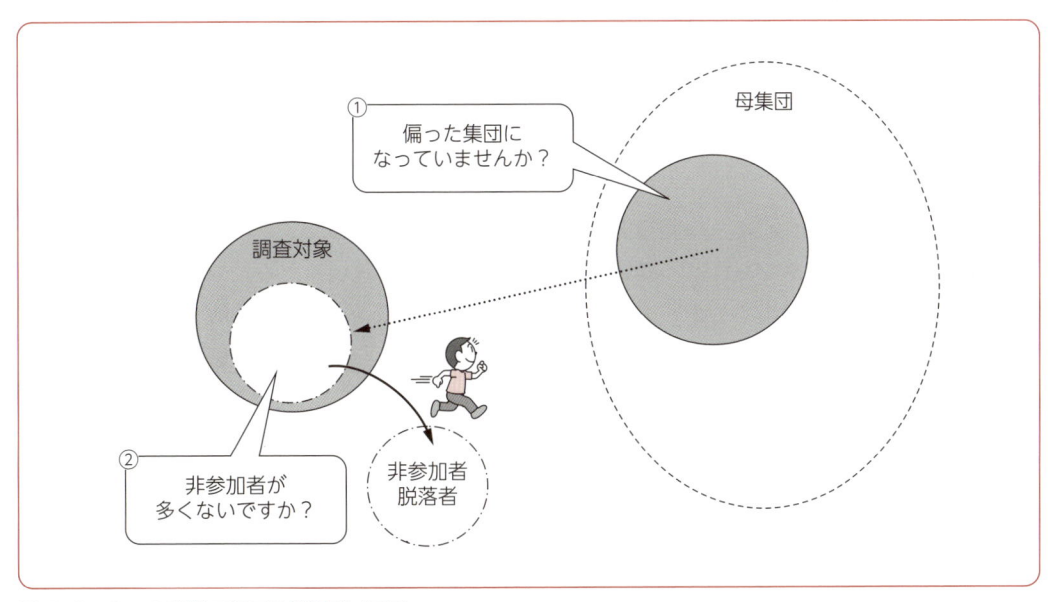

図4-3　2つの段階で起こる選択バイアス

【院内研究でのバイアス】

　院内研究などでは調査協力が得やすいので，患者さんを対象に調査をすることが多くなります．しかし，同じ病気を持つ患者さんでも，院内研究をするような大きな医療機関を利用している人とそうでない人では違いがあります．こうした患者さんは複数の病気を同時に持っていたり，重症だったりする可能性が高くなります．また，喫煙者が多いなど健康に悪影響がある生活習慣をしていた可能性も高くなります．場合によっては，医療機関を利用できるだけの社会経済的な余裕や健康意識にも違いが出てきます．

　このようにさまざまな偏りが想定されるため，調査対象となる病院の患者層や特徴を知っておくことは大切なことです．

②分析集団と違う場合とは

　調査をすると参加拒否者や脱落者が必ず出てきます．また，質問紙調査などでは，質問紙を回収できても実際に分析に使えない回答が出てきます．いくら適切な調査対象を選んでも，非参加者や無効回答が多ければ，結果はあまり信用できなくなります．

【調査協力者の割合が低い場合のバイアス】

　調査参加者と調査非参加者の特徴に差があれば，得られた結果は調査対象全体を反映したものにはなりません．例えば，回収率が30%の質問紙調査であれば，70%の人の意見はわからないことになります．大量の質問紙調査に回答する人には，時間的余裕があるとか，真面目な人が多いといった特徴があるのかもしれません．そうすると，実際に分析される対象者は調査対象全体の特徴を反映していないわけです．

　調査への参加者と非参加者の間で，性別や年齢，職業などの基本的属性に差がないかを比較することがよく行われます．しかし，仮にこれらの点で両者に偏りが見られなかったとしても，調査結果そのものに偏りがないことを保証するものではありません．その意味では，最初から回収や回答の割合を高くする努力が一番大切です．

(2) 情報バイアス　…測り方の偏り

　量的データであれば，器具の故障や，測り方の間違いのため，つねに高い（あるいは低い）値が出てしまうなどの誤った値を測定することです．質的データであれば，喫煙者が非喫煙者に分類されたり，疾病があるのにないほうに分類されたりといった分類の誤りです．

　調査の対象となる集団の偏り（選択バイアス）は理解しやすいですが，情報バイアスは知識がないとなかなか気が付きません．ふつうは，質問紙の回答結果や検査の結果を無条件に正しいと信用してしまうからです．質問紙調査に必ずしも本当のことを答えているわけでないことは，自分が回答している場合を考えればすぐにわかると思います．質問紙調査に意味がないということではなく，便利な質問紙調査にも限界が

Column 4-1

調査では回収率アップを目指そう！

　実際の研究では，調査対象（標本）内でどれだけバイアスが少ないかが大事になります．調査では，対象人数そのものよりも参加した割合や追跡できた割合のほうが重要だと考えてください．いくら理想的な無作為抽出を行って1,000人を選び出したとしても，300人しか協力してくれない調査（参加割合30％）では，無作為抽出で200人を選び出して200人全員が協力した調査（参加割合100％）よりも結果の質は明らかに落ちるでしょう．さらに，無作為抽出を行ったとしても参加割合が低いような調査では，非参加者・脱落者の特徴が不明，つまり選択バイアスの評価ができません．この点からすれば，無作為抽出ではなくても，参加率が100％に近い調査（この場合，観察対象集団の特徴や偏りは検討できます）のほうが結果の質は上かもしれません．調査対象者への配慮は倫理的に重要なだけでなく，結果そのものに大きく影響することを知っておいてください．

　調査では，調査協力の割合や，回答の割合を上げる努力が必要です．アンケート調査では未返信者へは再度の協力依頼をしたり，謝礼を提供したりすることが多いのですが，卒業研究などでは時間的にも予算的にも難しいでしょう．最初から簡単でわかりやすい質問内容にして，回答者への負担を少なくし，回収の割合と回答（記入）の割合を高くしましょう．また，研究成果のフィードバック（お返し）なども約束しておくとよいでしょう．

あるのだということです．

　面接調査の場合には，質問者によって，情報の聞き出し方，記録の方法，情報の解釈に違いがあると質問者間でバイアスが生じます．一人で面接をしていても，聞きやすい相手かどうか，面接日時，面接条件などで正確さに差が生じます．通常は，標準的な面接トレーニングを受けたり，面接条件を揃えたりすることで対処します．また，患者さんと健康な人に過去の生活習慣のことを聞くと，患者さんでは病気に関することは詳しく思い出され，健康な人では忘れ去られてしまうことが多くあります．これも情報バイアスです．

(3) 交絡バイアス　…見かけの関係を生じさせる偏り

　第3章で少し解説をしましたが，見かけの関係を作り出すバイアスをいいます（p. 81）．交絡を引き起こす要因を**交絡因子**と呼んでいます．

　2つの調査項目（変数）の関係（特に因果関係）において，両方の項目に関わってくる第3の要因があるとします．このような場合，2つの変数が実際には全く無関係でも，結果として見かけの関係が出てくることがあります．性別と年齢はいつでも交絡を引き起こす可能性があるので注意してください．

　例えば，飲酒習慣と呼吸器疾患の関係を調べるとします．もし，飲酒習慣がある人で呼吸器疾患の発生数が多くても，飲酒習慣のある人には喫煙習慣が多いために見かけの関係が生じたのかもしれません．この場合は，喫煙習慣が交絡因子となります（図4-4）．分析をするときに，喫煙習慣のある人とない人に分けて，飲酒習慣と呼吸器疾

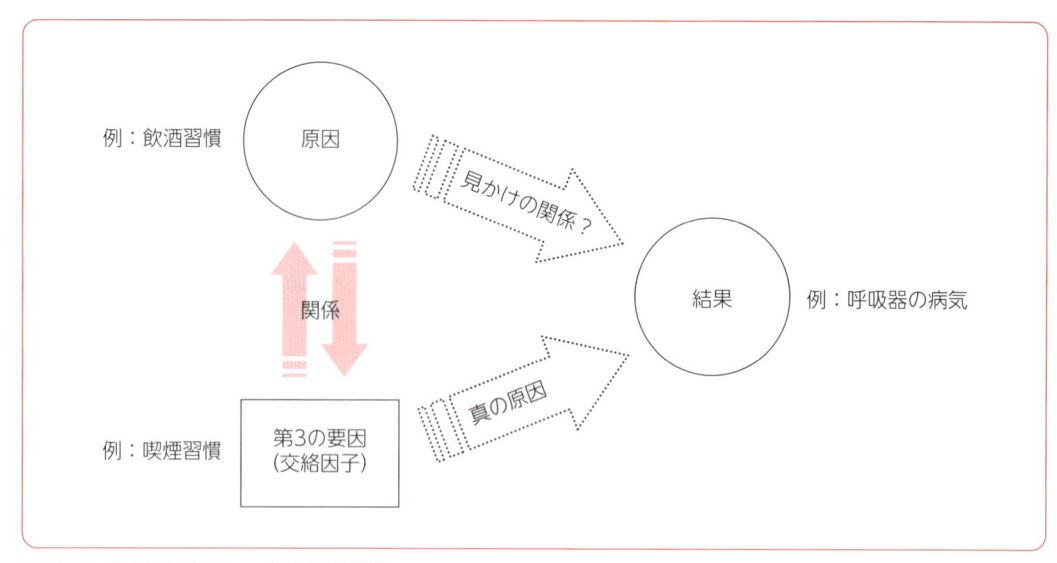

第4章　人間を対象とした量的研究での注意点

図4-4　交絡バイアス　…見かけの関係

患の関係を調べればよいわけです．しかし，喫煙習慣について質問していなければお手上げになります．

つまり，見かけの関係に対処するためには，2つの変数の関係を調べる際に，あらかじめ交絡因子を検討しておく必要があります．交絡因子のデータも調査しておけば，分析する段階で対処できます．そのためには，過去の研究を文献でよく調べることが重要です．交絡（あるいは見かけの関係）という考え方を知らないと，対処のしようがありません．

研究全体の流れからみたバイアスへの対処法

バイアスはないに越したことはありませんが，現実の研究（特に卒業研究や院内研究）では，それなりに入り込んできます．その対処方法を簡単に解説しておきます．基本的には，バイアスを減らす工夫をするだけでなく，きちんと考察することが大切です．

（1）調査対象を選ぶ前に

無作為抽出を行うことで選択バイアスは減らすことができます．しかし，無作為抽出は難しいので，なるべく偏りを減らすことを「努力目標」とします．実際には，偏った集団を調査対象としてもよいので，自分が選んだ集団（標本）の特徴をきちんと記述し，また，どのように偏っているのかを考察します．一番問題なのは，ただデータの数を集めるためだけに複数個所からデータを集めるようなやり方です．「さまざまな集団からデータを取ることで，集団の特徴の均質化を図りました」などと説明されても困ってしまうわけです．

（2）調査実施の前に

①選択バイアス

　調査を実施する際には，参加率や回収率を高くすることを絶えず意識しましょう．そのためには，質問紙調査なら質問数は少なく，質問文をわかりやすくして回答するのに負担がないようにします．予算に応じて謝礼を出すことを考えてもよいですし，事前に説明会を開いてもよいでしょう．こちらが誠意を示せば相手にも伝わるものです．可能であれば，調査に参加しなかった人の特徴を調べることも必要です．また，調査対象数が小規模だと統計処理や考察で苦労することになるので，分析するのに十分な対象数が確保できる研究テーマを選びましょう．

②情報バイアス

　研究の仮説に関わる情報をどのように収集するのか事前によく考えます．質問紙では本当のことを回答してくれるとは限りません．大事な項目はきちんと測定できているか，あるいは測定上の問題点はなかったかも考察します．例えば，自己申告で病気の情報を調べた場合や，異なる測定器具で血圧を測った場合にどのような結果が予想されるかを計画段階で考えてみましょう．

③交絡バイアス

　研究目的に関わる重要な調査項目に影響する交絡因子は，事前に文献などでよく調べておきます．調査していない項目に後から対処することはできません．質問し忘れたという初歩的なミスは意外と多いものです．万が一質問し忘れた場合には，きちんと考察しておきましょう．

　2つの群を比較するような研究では，計画段階で性・年齢などの分布を比較する2群で近いようにします．これは，実施するのが少し難しいかもしれません．

　分析段階では，交絡因子のカテゴリーごとに分析を行うとよいでしょう（p.81）．多変量解析を行えば多くの交絡因子の影響を同時に扱えますが，その分だけ分析方法が複雑になり，何が行われているのか実感できないまま結果が出てくることになります．そのため，結果の解釈や考察が難しくなります．また，間違った分析方法をしている例を投稿論文などでも頻繁に見かけますので，初心者は，なるべく第3章で説明したような簡単な対処方法（p.80）を利用したほうがよいでしょう．

❸ 信用できる研究とは

　思いつきでデータを集めて何となく集計したのでは良い結果は出ませんね．当たり前だと思うかもしれませんが，結果的にはこれに近い看護研究はいくらでもあります．どのような目的で，どのような対象から，どのような方法でデータを収集し，どのように分析し，どのような結果と考察を導いたかがはっきりとしている研究が信頼できる研究です．つまり，他の誰かが研究を行ったとしても，なるべく同じ方法を再現できることが大事になります．なぜなら，研究というのはこれまでの研究結果（先行研究）と「比較」することで新たな知見が増えていくからです．結局，他の研究と比較できない研究は，多くの場合，研究としての価値を判断し難く，認められにくいのです．

　また，自分の行った調査研究の限界を考察することも忘れてはいけません．決して複雑な分析をした研究が素晴らしいわけではありません．内容が首尾一貫しており，筋が通った研究をすることが大切です．

　誤差は真実を曲げるものですがすべてのバイアスを除くことは不可能です．バイアスの存在を認めたうえで，可能な対処方法を考えることと，いろいろな研究で比較検討して結果を考察することが大切です．

どれだけ真実を反映しているか？　どれだけ結果が安定しているか？…信頼性と妥当性

　信頼性は偶然誤差（ばらつき）の，**妥当性**は系統誤差（バイアス）の違いや程度を説明する用語です．用語は無理して覚えなくてもいいのですが，考え方を知っておくと便利です．血圧を3回測ったときに，118 mmHg，120 mmHg，122 mmHg であっても，114 mmHg，120 mmHg，126 mmHg であっても，平均値は120 mmHg です．しかし，前者のほうがばらつきが小さく結果が安定しています．このようなときに，偶然誤差が小さく信頼性（精度・再現性）が高いといいます（図4-5①）．つまり，いつ，どこで，誰が，何回調査（あるいは測定）をしても同じような結果が得られるとき偶然誤差が小さく信頼性が高くなります．

　妥当性とは，調査目的としている内容をどれだけ正しく測定しているかを表す用語です．血圧測定を壊れた血圧計で行えば，値は一定方向に偏り（高いか低いか）正しい値を測ることはできません．また，肥満傾向の人ばかりを測定したり（選択バイアス），昼食直後に測定した（情報バイアス）場合なども，正しい値を反映せず妥当性は低くなります（図4-5②）．信頼性は推測統計を使って数値で表せますが，妥当性は簡単には数値として表すことができません．

　ここでは，的の中心を真の値と仮定してみましょう（図4-5下の図）．調査をする場合には，まずは的の中心を狙い（妥当性を高める＝バイアスを減らす），さらに，結果のばらつきを減らす（信頼性を高める＝偶然誤差を減らす）ことが必要です．そうすれば高得点が狙えます．

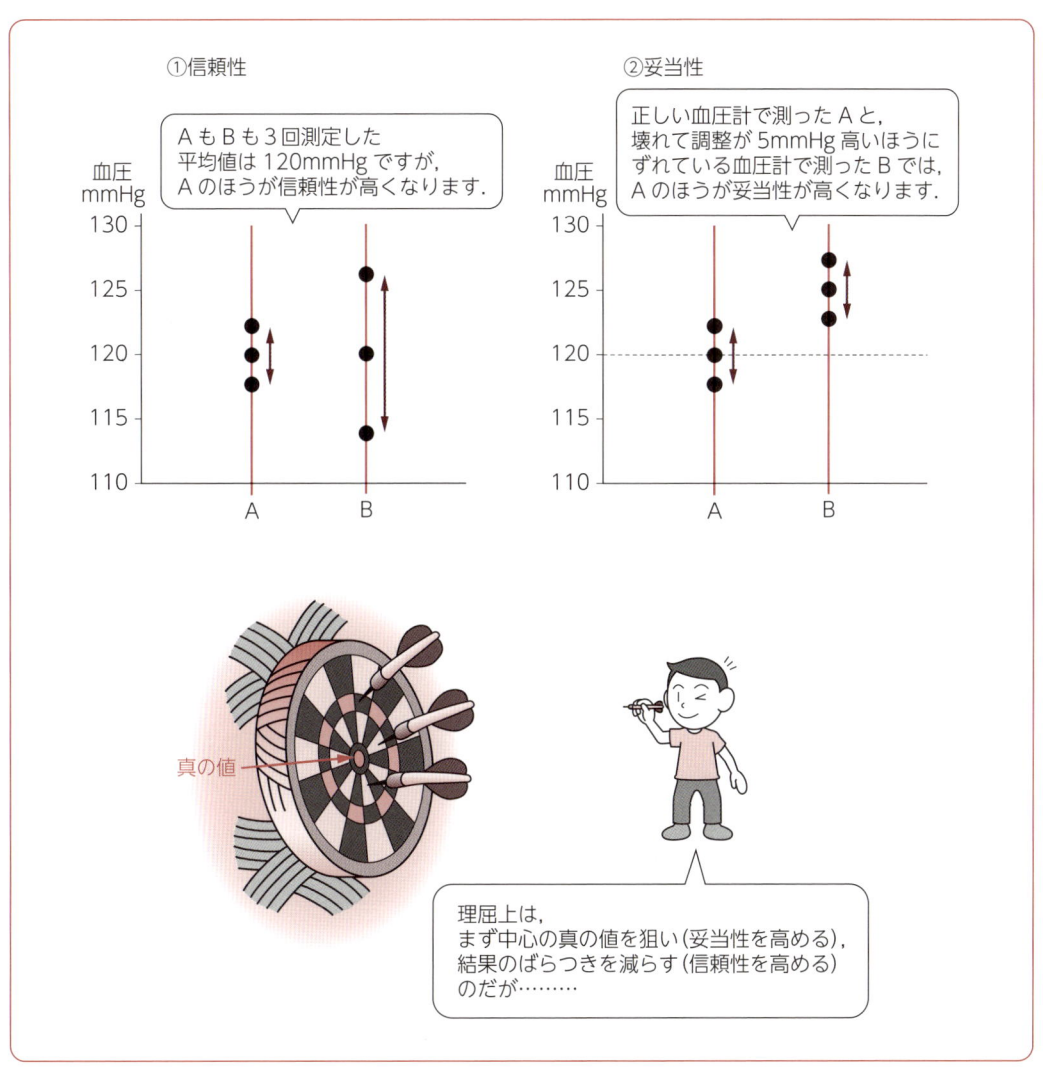

図4-5 信頼性と妥当性

信頼性と妥当性，どちらを先に対処する？

　　ばらつきの影響を小さくするには，調査人数を増やせばよいのですが，実際の研究では，むやみやたらと調査対象の人数を増やすと，情報の質が落ち（いい加減な回答が増えるなど），人的なミス（データの入力ミスなど）のようなバイアスが入り込みます．卒業研究や院内研究では不必要に対象者を増やすことは避けるほうが賢明です．
　　ばらつきを減らせなければ，推測統計でばらつきの程度を見積もります．統計学は，バイアスのない理想的な状態しか考えていませんから，バイアスの対処法はありません．また，実際の研究では的の中心（真実）がわからないので，中心からのずれ（バイアス）はさまざまな周辺情報から考察するしかありません．人間を対象とした研究では必ず何らかの選択バイアスがあります．これは仕方がないことなのですから，次

のことに気を付けるようにしましょう．
- 調査前にできるだけ偏りが少なくなるように工夫をすること
- 研究成果を報告する場合は，調査対象がどのような集団なのかをきちんと記述し，その偏りを考察すること
- 回収率や追跡率のような調査開始後の選択バイアスは極力減らすこと

研究ではまず調査対象に対して正しい結果を得ることが大切です

　内的妥当性とは，母集団から選び出された標本（調査対象）での結果がどれだけ正しいかを表します．内的とは「調査の標本の内で」という意味です．回収率が低い調査では，分析対象は調査対象とは異なるので内的妥当性は下がります．

　外的妥当性とは，研究結果が調査対象の外でどれだけ正しいか，つまりどれだけ一般化できるかを表します．外的とは「調査の標本を超えて」という意味です．これは調査対象の選び方に影響されます．偏った対象を選べば，いくら回収率が高くても結果は一般化しにくいわけです．

　研究の価値を高めるためには，まず内的妥当性の高い結果を得ることが必要になります．看護研究の多くは理想的な無作為抽出はできませんので，最初から調査対象は偏っているわけです．そのため，せめて得られた標本に対しては妥当性の高い研究を目指すわけです（図4-6）．

調査対象数について

　無理な検定の多くは，データの数（分析対象）が少ないことが原因です．初心者はなるべくきちんとしたデータ分析ができるだけの対象数を確保することを優先しましょう．あまりに難しい課題で対象数がそろわないのであれば，対象数が確保できるよう

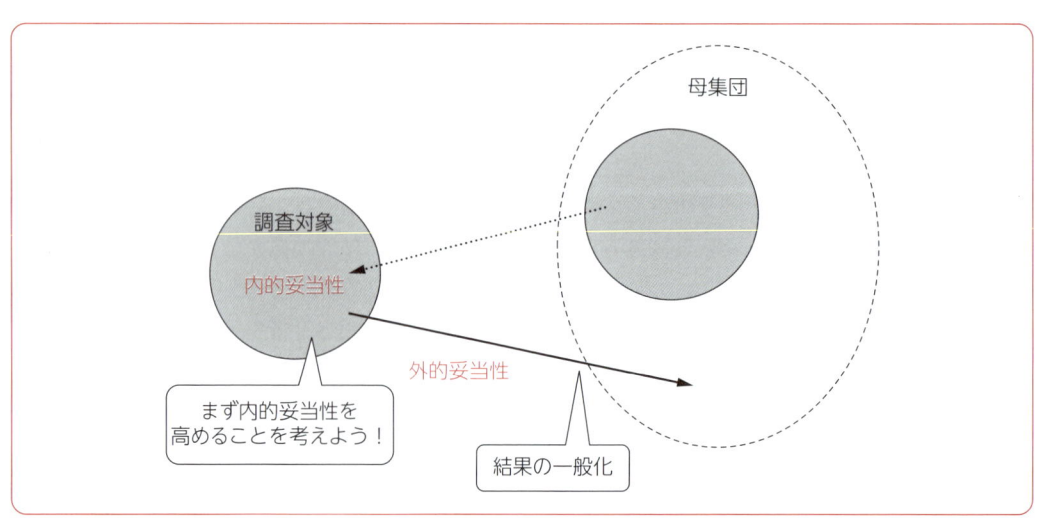

図4-6　内的妥当性と外的妥当性

な計画に考えなおすことが大事です．

　少数例に対する方法としてはノンパラメトリック検定がありますが，一桁といった少数例の統計処理（検定）には無理があり，出てきた結果を合理的に説明できなくなります．たとえ有意差が出たとしても，一桁の対象数では自信を持って一般的だと報告しにくいでしょう．同じ少数例といっても，人間の健康や病気などを対象にした研究は，統制のとれたマウスを対象とした実験とは全く違うということを覚えておきましょう．「U 検定の数値表に n＝7 の確率も書いてあるから，調査対象が 7 人でも検定してごらんなさい」と指導されたという話を聞いたことがありますが，結果はどうなったのでしょう…．

　平均値の差の t 検定に使う t 分布が正規分布に近くなるのがおよそ対象数 30 であること，4 分クロス表の χ^2 検定でそれぞれのセルの最低期待度数を 5 以上にすることが望ましいことなどを考え合わせると，おおよそ分析対象数は 30〜50 人（以上）を目安にしたらよいと思います．そのためには，調査対象（例えば，質問紙を配布する人数）は 3 倍くらい多めに見積もらないといけません．郵送法の質問紙調査だと一般的な回収率は 3 割からせいぜい 4 割程度ですから，100〜150 人は調査対象としておきたいところです．

人間対象だということを忘れずに

　人間を対象に量的な研究を行う場合には，統計学の理論だけでは対処できないさまざまな問題があります．人間を対象にした研究では，1 つの研究結果だけですべてが決まることはありません．そのため，似たような研究を積み重ねていくことで，次第に正しい結果に近づいていくと考えます．そして，さまざまな分野からの関連する知見をもとに，結果がより一般化され，価値が高まっていきます．また，最初から確定した答えや値が存在するわけでもありません．例えば，規格から外れた注射針の割合などはほぼ一定の範囲に収まりますが，高齢者の健康満足度が○○％などに確定するとは考えにくいですね．

出版バイアスと言語バイアスについて

　学術論文（文献）は大事な情報源ですが，有意な結果が出た場合に投稿されやすく，また受理されやすく，日の目を見やすい（出版されやすい）傾向にあります．これを出版バイアスといいます．したがって，必ずしも世の中で実施された研究結果の全体を反映したものではありません．文献を読むときにはこうした注意も必要です．皆さんの研究でたとえ有意差が出なくても，きちんとした手順を踏んでいるのであれば，それは立派な成果といえるのです．

　また，研究成果が重要でインパクトがあるほど英文で報告されやすい傾向にあります．これを言語バイアスといいます．日本語のデータベースで文献検索をしても，海外の研究はもとより，日本の研究であっても大事な論文が抜けている可能性が大きい

ということです．学生の中に，「先行研究は見あたらなかった」と書く人がいますが，これは「日本語の」という但し書きが必要な場合がほとんどです．

統計解析についての考え方

　統計解析をするのは，現状を正しく報告するため，複雑な現象の背後にある規則性や法則性に迫るためです．とりあえず統計解析をして分析結果や有意差を出すことが目的ではないはずです．有意な結果を出すことだけに夢中になるのではなく，正確な統計的記述の方法を身に付けましょう．

　統計解析をゲーム感覚でとらえている人もいます．検定をして有意であれば勝ち，有意でなければ負けというわけで，負けたら検定方法や集計方法を変えてまたチャレンジするわけです．これだとなかなか力は付いてきません．世の中には，「有意でないことが大事な結果」ということはいくらでもあるものです．

　標本サイズがある程度大きければ，わずかな差でも統計学的には有意となります．検定はもともと1回しか測定できない，少数例に対する判断として開発された技術です．統計学的な有意差が，現実的に意味のある結果を示しているとは限りません．検定結果だけを重視する必要はありません．知りたいのは，人間を対象とした研究についての有意義な知見です．結果の最終的な解釈は，人間の健康や疾病に関する従来の知見や情報，現場での実用的な意味との総合的な判断に委ねられます．そのため，研究テーマに関連する情報は幅広く収集しないといけません．

　推測統計はあくまでも1つの道具であり，生物学的な解釈，実用面・実際上の意義が統計学的な解釈に優先することを忘れないようにしましょう．統計学の理論にあるような理想的状況が多少確保できなくても，よく検討した研究デザインのもとでデータが収集され，適切に統計学の方法が適用された場合には，得られた結果は大きな意味があります．道具としての統計学の価値は非常に大きいだけに，正しく使えるようにしておきたいものです．

統計学のあいまいさ

　すでに随所で述べてきたように数学的には厳密に思える統計学も，実用になるとかなりアバウトな部分があります．母集団を考えず，無作為抽出でなくても検定はできますし，有意水準はもちろん，検定方法でさえ後から考えても検定結果には何の影響もありません．

　また，正規分布するか否かについても実際にはそれほど厳しい基準はありません．分布が偏っているといってもそれを明確に決める歪度や尖度の値が決まっているわけでもありません．平均値と中央値が異なっていてもどれくらい異なっていれば，分布が偏っているといえるわけでもありません．

　量的な変数であれば，連続量と離散量の区別も明確な基準はつけにくい部分があります．また，順序尺度にしても原則は質的な変数といいながらも，平然と量的に扱っ

ている本もあり，その基準もあいまいです．

　そのような意味でいうと，統計学のテキストに書かれていることで，これが絶対に正しい分析方法だと言い切れる基準はかなり限られてきます．むしろ，何冊かの本を見比べてだいたいの様子や微妙なニュアンスをつかむことになります．こうした統計分析上の「暗黙の了解」が研究分野（医学，保健学，生物学，心理学，教育学など）によって異なることも，統計の利用を難しくしています．特に看護学の場合，看護統計学と呼べる独自の統計学が確立していません．また，学問の性質上かなり学際的にいろいろな分野の統計解析の方法を利用します．学習（研究）する者にとっては，すっきりしない話ですが，もともと統計学は不確実さを扱う分野だということで，あまり神経質になりすぎる必要もないのです．

　データを通じて伝えたいことが明確になったのであれば，それを信じて分析してみてください．分析方法の問題点を指摘されたら，それを受け止めて，やり直してみればいいだけの話です．

おわりに

　本書を通読してみていかがでしたか？　多少は量的な看護研究に親しみを持てるようになったでしょうか．思ったよりも難しくなさそうで，とりあえず自分でも何とかやってみようかなと思えるようになりましたか？　実際には，やり始めてしまえば何とかなるものです．一度やってみてうまくいかなければもう一度やればいいのです．

　教科書を読むことも大事ですが，とにかく研究にチャレンジしてみましょう．意外と何とかなるものですよ．

POINT

査読者から見た論文作成における注意点

　学術論文として研究の成果を公表する場合には，最初の読者は査読者になります．査読というのは，投稿された論文を掲載することが適当であるかどうかの審査のことです．査読を通った論文は，公表に値する論文であるという評価を受けたことになり信用度が高くなります．査読者には通常，投稿された論文の研究領域に詳しい専門家が選ばれます．普通は複数の査読者によって査読を受けます．査読者が誰であるかは投稿者には知らされません．

　査読は，一定の評価項目に基づいて行われます．もちろん，査読者によって考え方（見解）が異なる場合もあります．査読を受けることで，自分が気付かなかったことに気付かせてくれたり，視野を広げてくれるため，論文がより深いものになっていきます．もちろん，査読者の意見が絶対に正しいというわけではありませんので，投稿者が正しいと思うことは，その旨をしっかり説明する必要があります．

　筆者の場合，これまでに専門誌に投稿された論文を 100 回以上査読してきました．最近では，看護系の研究初心者からの投稿が非常に増えています．そのため，教育的な査読を求められる機会も増えています．査読のポイントは裏を返せば，「論文執筆における注意点」がきちんと守られているかどうかということになります．現実的な論文作成上のポイントをご紹介しますので参考にしてください．

査読者は必ずしも統計学の専門家ではありません

　統計処理のない量的な研究はあり得ません．看護研究であれば，査読者の多くは看護系の大学教員か関連する領域の研究者です．つまり，多くの場合，統計学の専門家ではありません．

　そのため，投稿者自身にもよく理解できていない複雑な分析方法を行うよりも，データの特徴を丁寧に分析・記述し，基本的な検定を行ったほうがむしろ印象はよいはずです．記述統計が全く示されていなかったり，記述統計で明らかに不適切な処理がなされていれば，その後の評価は非常に悪くなります．査読する側にしてみると，論文として投稿するのだから，（本書に書いた程度の）基本的な統計処理のスキルはあるだろうと考えるわけです．

個人情報の保護を誤解していませんか？

　調査対象を詳しく記載することを個人情報の保護に反すると勘違いしているのか，調査地域・調査対象の特徴が何も書かれていない論文がよくあります．「対象は，調査協力の得られた A 地区 3 カ所の医療機関 B，C，D を受診した高齢者○○人である」のような記述です．これだけでは，A 地区の特徴も医療機関別の特徴もわかりません．具体的な名称を示さず「A 地区 B 病院」という記述でもかまいませんが，その地区や病院がどのような特徴を持っているのかが記述されていなければ，研究結果を見る人にはどのような対象に調査を行ったか全くわかりません．つまり，調査結果を誰に向かって一般化したいのか，あるいは一般化できるのかがわかりません．問題は，読者に A 地区がどのような地域なのか（ということは，結局そこに住んでいる調査対象について）イメージできるようにすることです．文献として市の行政報告を引用する際に，わざわざ市の名前をイニシャルに変えた例を見たことがあります．これでは個人情報の保護どころか，出典を改ざんしたことになってしまいます．

　院内研究であれば，どのような立地条件を持った医療機関であるかは，受診行動などにも影響

してくるはずです．調査対象を記述しないということは，個人情報保護や倫理的配慮などとは全く次元の異なる問題です．

対象者の数が曖昧になっていませんか？

統計解析の本では触れられませんが，意外と多いのは，対象者の数が所々で微妙に変わっている論文です．調査の対象とした人数，データを回収した人数，分析から除外した人数，実際の分析に用いた人数が混乱しているために，本文や図表の中での数が不統一になってしまうわけです．とくに，集計ごとに，除外する人数が異なる場合には，総数が不統一にならないように注意が必要です．分析している本人にはわかっている場合もあるのですが，全く気が付かずにいる場合が大半です．

本文と図表を含めて，分析の対象になった人とならなかった人のすべての合計が一致することを確認しましょう．そのためには，分析の流れを図にして人数を書き込んでみることが大事です．

具体的なポイントは何か

査読者も自分の仕事の合間に査読を行うため，文献などまで含めて投稿論文の内容全体を詳細に確認することはできません．また，統計解析にしても実際のデータがあるわけではありませんから，分析し直すこともできません．査読用のチェックリストや評価項目をもとにして，ポイントを絞って査読をしています．

筆者の場合，まず抄録とキーワードを見てアウトラインをつかみます．この時点で，目的や方法が不鮮明であれば問題です．

緒言では，細かな研究背景などよりも，まず最終行に目的が具体的・明確に書かれているかを見ます．

方法では，調査対象とデータの収集方法，分析方法が具体的に説明されているかを見ます．例えば，評価尺度などを使いながらその説明がほとんどなかったり，理論的な得点分布が示されていないような論文がよくあります．これでは，結果の表を解釈できません．倫理的配慮が記載されているかはすぐにわかります．

次いで，表を見て，基本的な集計方法に問題がないかを確認し，できるだけ検算をします．その際に，合計が合わないなどということがあれば，慎重に作成したものではないと判断します．

どのような分野の論文でも，考察にあたっては誤差（偶然・バイアス）の処理や対処が適切になされているかが重要です．この点をきちんと記述していなければ，考察や結論が独断的になっている可能性が高いわけです．とくに目立つのは，明らかに過度の一般化をしていたり，無理なこじ付けをして結論を導いているものです．考察は，得られた結果と先行研究との比較から論理的に行うものであって，個人の感想や思いから文学的に行うものではありません．とくに，少数例にノンパラメトリック検定を実施し，かろうじて有意になったような場合には，あまり断定的な結論は避け，謙虚に記述しておくほうが無難です．

また，研究の限界を述べることも忘れないようにしてください．

POINT

エクセルの活用

　統計解析にあたって，初心者が使うソフトは Microsoft® Excel（以下，エクセル）で十分だと考えます．その理由はほとんどのパソコンに搭載されているため，研究環境を選ばず，一番手軽に使うことができるからです．

　職場では高級で専門的な統計ソフトを使うチャンスがほとんどないのが現状です．また，自分でソフトを購入するには大きな出費になります．エクセルで基本的な集計ができるように最初からエクセルの使い方に十分に慣れておいたほうが役に立ちます．研究指導にあたる教員も，そうした現実的な面を多少は考慮したほうがよいかもしれません．

　統計解析で一番大切なことは，分析に耐えられるようにデータをチェックすること，つまり徹底的なデータのクリーニングです．エクセルを使えば，入力後のデータのクリーニングを非常に効率よく行うことができます．そのためには，ソート，フィルター，エクセル関数，ピボットテーブル，分析ツールなどの基本的な使い方をマスターしないといけません．エクセルの使い方に慣れて，確実にデータをクリーニングする技術を身に付けてください．

　もちろん，エクセルは統計解析を専門に扱ったソフトではありませんから，不向きな分析もあります．しかし，基本的な記述統計や検定はエクセルでも十分に可能です．本書で紹介した単純集計や作図はすべてエクセルで可能なものです．エクセルを使えないうちに専門的な統計ソフトに手を出すメリットはあまり多くないと思います．

エクセルの使い方

　エクセルでの統計処理は，データの範囲を指定すれば何らかの答えが返ってきます．数値が出てくるとそれが答えだと思いがちですが，指定範囲を間違えても，間違えたデータのまま計算されて答えが返ってきます．出てきた数値が正しいものかどうか必ず何回か確認しましょう．統計の基本を知っていれば，おかしな値が出てきた場合にも気付くことができます．細かい計算などの統計処理はパソコンがしてくれますが，データを見て，出てくる結果のだいたいの目安をつけておくことが大切です．

　エクセルの詳しい操作方法などは，他書に譲ることとして，ここでは基本的な統計解析でエクセルを使う際に便利な機能や注意すべき点を簡単にまとめておきます．

エクセル活用の実際と注意点

データの入力：調査票に連番でナンバー（個人識別番号：ID）を振り，入力するときにはそのナンバー（ID）もデータとして入力します．このようにしておけば，外れ値やおかしな値があったときに調査票に戻って確認することができます．

　1人分のデータは1行（横の並び）に入力します（**オブザベーション**）．行と列を逆にして入力すると他の統計ソフトに移行しての作業ができなくなります．そして，1行目には項目（変数）名を入力します．入力時にはセルがずれないように気を付けて入力しましょう．

> **参考** エクセルやSPSSは文字データも集計可能ですが，なるべく数値で入力するようにしましょう（全角は使わないで半角入力にします）．自由記載欄の文字データなどは統計的な処理ができないので別シートに入力するほうが無難です．

関数（計算式）：計算式は必ず等号（＝）から始まります．計算式内の**セル番地**（行の数，列の記号でセルの場所を示したもの）が正しい場所を指定しているか確認しましょう．計算式の入ったセルをコピーしたり，移動したりして使う場合は，指定したセルがずれることがありますのでとくに気を付けましょう．

　エクセルには，いろいろな**関数**が用意されていて，たいへん有用です．それぞれの関数の機能を知るには，説明欄を活用しましょう．よく使う関数は一度使えば「最近使用した関数」にリストアップされます．

分析ツール：ヒストグラム，基本統計量などは分析ツールで簡単に求められます．

　出てきた結果は，有効数字を揃える，不要なデータを削除するなどし，発表向けに編集しましょう．分析ツールの結果で「標本数」と表示されているものは，「データ数（標本サイズ）」のことです．

　ヒストグラム作成のための度数分布表が出力されたら，必ずデータの総数（合計）を確認しましょう．データの総数が異なっている場合は指定範囲を間違えている可能性があります．また，階級幅の間違いによって該当する区分に振り分けられないデータがないか，ヒストグラムでは境界の値がどちらに含まれるか，などに注意しましょう．

　最後に，表示された度数分布表やヒストグラムの体裁を発表向けに整えましょう．

便利な機能：以下の機能を知っておくと，データをクリーニングする際に便利です．

①フィルター：間違った値が入力されていないか確認に使えます．外れ値なども確認できます．

②ソート（並べ替え）：最大値，最小値が確認できます．1列のみ並べ替えるとデータがずれてしまうので，すべてのデータを同時に並べ替えましょう．

③ピボットテーブル：外れ値の確認やクロス集計に便利です．1行目に項目名を入れずに空白のセルがあるとエラーになります．欠損値まで集計されるので便利です．

作　図：グラフのタイプを選べば自動で作図されますが，発表スライドや論文原稿にそのまま使用するのではなく，見やすくなるように工夫しましょう．資料配布や論文原稿などでは白黒印刷となることが考えられますので，白黒でも線やマーカーの区別がつくように気を付けましょう．

　凡例を入れる場合には，あくまでグラフがメインになるように配置を考えましょう．1変数の場合の凡例は不要です．また，グラフの横軸，縦軸には必ず単位を付けます．

Column 4-2

エクセルを使って統計解析の基本技術を身に付ける方法

　看護研究で実際に必要な統計解析は 1 変数と 2 変数の記述統計です．統計学は学問であったとしても，統計解析は一種のスキルですから繰り返し練習をすればある程度までは短期間で上達していきます．1 変数と 2 変数の記述統計は，大きくパターン分けすれば 5 通り（第 3 章①〜⑤）しかありませんから，これらの基本的な分析方法（図表化と数値要約）を繰り返し，しかもできるだけ早くできるように練習することです．

　具体的に筆者が行っている練習方法ですが，量的変数と質的変数を含む，対象数 50 程度の模擬データを用意します．そして，5 つのパターンに該当する分析課題を出し，それを，エクセルで集計する練習をひたすら行うのです．時間を測って練習するとより効果的です．スピード競技の練習を行うのと同じ要領です．こうした練習は一見無味乾燥ですが，確実に統計解析スキルが向上します．それと同時に，データが変わっても方法は同じですから，応用が利きます．ある程度慣れてくると，おかしな分析結果が出た場合に，その分析の間違いに自然と気が付くようになってきます．エクセルを使った統計解析の優れた解説書は数多くありますが，実際に分析技術を習得させる方法に触れているものはほとんどありません．

　基本を身に付けるのであれば，できるだけ早いうちがよいでしょう．例えば，学生のときに覚えた英単語はなかなか忘れませんが，社会人になってから一念発起して英語を勉強しようと思ってもなかなか順調に進むものではありません．それは，成果ばかりが気になって，基本的なことや単純作業に時間をかけることを躊躇するからです．

索引

あ
アウトプット　4,5,6,17

う
ウイルコクソンの符号付順位和検定　99
ウエルチの検定　85,90
打ち切りデータ　50,69

え
エビデンス　6

か
カテゴリー　29
　——の併合　54,61
　——を併合　57,82
カテゴリー化　30,79,82
仮説　13,20,79,80
科学哲学　1,17
回帰直線　67
階級　37
　——幅　37
外的妥当性　118
間隔尺度　29,30,73
関連　57,80
観測度数　61,62

き
既存データ　8,9,15
帰無仮説　87,93
記述統計　7,26,101,124
基本統計量　33,40
期待度数　61,62
棄却　87

く
クリーニング　31,62
クロス集計　55,57,59,79,92
クロス表　57
偶然誤差　108

け
系統誤差　108
欠損値　54,55,63,93
結果の一般化　8,106

研究計画書　11
研究デザイン　6
検定　7,24,28,54,124
　——統計量　87,93,99
言語バイアス　119
現状把握　7

こ
個人情報保護　123
誤差　108
交絡因子　81,113
交絡バイアス　110

さ
サンプル　26
最小値　37,39
最大値　37,39
最頻値　41
散布図　65
散布度　41

し
四分位範囲　39,42,100
自由度　88
質的データ　29
質的な変数　23
質問紙調査　9,14
実態調査　7
尺度　29
周辺度数　58
周辺分布　58
従属変数　65,80
出版バイアス　119
順位相関係数　76
順序尺度　29,30,73,86,98
情報バイアス　110
信頼性　116

す
図表化　31,32
推測統計　7,26
数値要約　31,32,79

せ
セル　58
正規分布　33,50,65,86,109
正の相関関係　66
説明変数　65,80
尖度　42,51
選択バイアス　110

そ
相関　65,80
　——係数　66
相対度数　37,58

た
多変量解析　15,80,115
妥当性　116
対応がある場合　88
対応がない場合　87
代表値　40
単純集計　101

ち
中央値　39,40,51,100
中心極限定理　75
直線的な関係　66

と
度数　37,53
　——多角形　38
　——分布表　37,53
統計解析　9,15,25
同時分布　60
独立　60
　——性の検定　62,93
　——変数　65,80

な
内的妥当性　118

に
二峰性の分布　47

の
ノンパラメトリック検定　98

は
バイアス　4,108
パラメトリック検定　98
箱ひげ図　49
外れ値　39,49,68
範囲　37,39

ひ
ヒストグラム　38,39,45
比較　4,10
比尺度　29,30
左に歪んだ分布　47
表側　58

127

索 引

表頭	58
標準化	43
標準得点	43
標準偏差	33,39,41,43,51
標本	26
——サイズ	86,87,95

ふ

不偏分散	91
負の相関関係	66
複数回答	54
分散	41,85
分布	22
文献検索	10

へ

平均値	31,33,39,40,51
——の差の検定	85
変数	22
変動係数	42

ほ

| ポリゴン | 38 |
| 母集団 | 26,106 |

ま

| マクネマー検定 | 96 |
| マン・ホイットニーのU検定 | 99 |

み

見かけ上の相関	71
見かけの関係	81
右に歪んだ分布	47

む

| 無作為抽出 | 15,28,100,106 |

め

| 名義尺度 | 29,30,98 |

も

| 目的変数 | 65,80 |

ゆ

有意確率	87
有意差	24,101
有意水準	87,93

り

| 離散データ | 29 |

量的データ	29
量的な変数	23
倫理申請	13
倫理的配慮	123

れ

| 連続データ | 29 |

わ

| 歪度 | 42,51,101 |

欧文索引

χ^2検定	61,62,101
χ^2値	62,92
Fisherの直接確率検定	97
IMRAD（イムラド）	4,18
Microsoft® Excel	124
p値	87
t検定	25,85
T値	87,90
U検定	99
U値	99

【著者略歴】

大木 秀一
おおき しゅういち

東京大学医学部保健学科卒業，東京大学大学院医学系研究科保健学専攻修了，山梨医科大学医学部医学科卒業，博士（保健学）（東京大学），博士（医学）（東京大学）．社会医学系指導医・専門医，日本医師会認定産業医，スポーツ健康医．労働衛生コンサルタント，情報セキュリティアドミニストレータ，日本公衆衛生学会認定専門家．
専門は，公衆衛生学，遺伝疫学，双生児（多胎）研究．
石川県立看護大学教授．医学，保健学，看護学の分野で公衆衛生学，疫学，統計解析，研究方法論の教育に携わる．数少ない多胎研究者として，遺伝疫学研究とともに多胎育児家庭支援の地域参加型実践研究（CBPR）に取り組む．
主な著書：「文献レビューのきほん」（医歯薬出版），「量的な看護研究のきほん」（医歯薬出版），「基本からわかる看護疫学入門 第3版」（医歯薬出版），「基本からわかる看護統計学入門 第2版」（医歯薬出版），「多胎児家庭支援の地域保健アプローチ」（ビネバル出版），（以下，分担執筆），「よくわかる看護研究の進め方・まとめ方 第3版」（医歯薬出版），「よくわかる地域看護研究の進め方・まとめ方」（医歯薬出版），「医療職のための 公衆衛生・社会医学」（医学評論社），「臨床ゲノム科学入門」（杏林図書），「すぐに役立つ双子・三つ子の保健指導BOOK」（診断と治療社）など多数．

量的な看護研究のきほん　　ISBN978-4-263-23552-2

2011年6月20日　第1版第1刷発行
2018年1月10日　第1版第5刷発行

著　者　大木秀一
発行者　白石泰夫
発行所　医歯薬出版株式会社

〒113-8612　東京都文京区本駒込1-7-10
TEL. (03)5395-7618（編集）・7616（販売）
FAX. (03)5395-7609（編集）・8563（販売）
https://www.ishiyaku.co.jp/
郵便振替番号　00190-5-13816

乱丁，落丁の際はお取り替えいたします　　印刷・三報社印刷／製本・皆川製本所

© Ishiyaku Publishers, Inc., 2011. Printed in Japan

本書の複製権・翻訳権・翻案権・上映権・譲渡権・貸与権・公衆送信権（送信可能化権を含む）・口述権は，医歯薬出版（株）が保有します．

本書を無断で複製する行為（コピー，スキャン，デジタルデータ化など）は，「私的使用のための複製」などの著作権法上の限られた例外を除き禁じられています．また私的使用に該当する場合であっても，請負業者等の第三者に依頼し上記の行為を行うことは違法となります．

JCOPY <（社）出版者著作権管理機構 委託出版物>
本書をコピーやスキャン等により複製される場合は，そのつど事前に（社）出版者著作権管理機構（電話03-3513-6969, FAX 03-3513-6979, e-mail:info@jcopy.or.jp）の許諾を得てください．

統計解析チェックリスト

　分析とそのまとめにおいて確認すべきことをチェックリストを使ってもう一度整理してみましょう．慣れてくれば，自然に考えられるようになるでしょう．
　各項目内でのチェック項目は順不同です．

分析を開始する前の確認
□ 分析する対象数を確定できていますか
□ 分析に用いる変数は十分にクリーニングされたものですか
□ 分析する変数が量的か質的か区別できていますか
□ 順序尺度の分析方法を考えていますか

1つの量的な変数
□ 小さい順に並べ替えてみましたか
□ 数字の並び方に不自然な偏りはありませんでしたか
□ ヒストグラムを描きましたか
□ 度数分布表の階級分けは適切ですか（分布が山型になっていますか）
□ 打ち切りデータではないですか
□ 外れ値のことを意識しましたか
□ 平均値と中央値の比較をしましたか
□ 平均値±2〜3標準偏差と最大値，最小値の関係を確認しましたか
□ 標準偏差がおよそ範囲（最大値－最小値）の1/4（〜1/6）になっていますか

1つの質的な変数
□ 無回答（欠損値）の割合を調べましたか
□ 無回答（欠損値）をいきなり除いた集計をしていませんか
□ 無回答（欠損値）の理由を考えましたか
□ 度数の少ないカテゴリーをいきなり併合していませんか
□ カテゴリーを併合する適切な理由を考えましたか
□ 複数回答の集計は適切ですか
□ 枝問で矛盾する回答がないことをクロス集計で確認しましたか

2つの質的な変数（クロス集計）
□ それぞれの1つの変数をきちんと集計しましたか
□ 欠損値も含めた全てのカテゴリーのクロス表を作成し分布の特徴を確認しましたか
□ カテゴリーを併合する合理的な理由がありましたか
□ 2つの変数の関連をクロス表をもとに考えてみましたか
□ 見かけの関連がないか考えましたか

量的な看護研究のきほん・巻末付録

2つの量的な変数
- □ それぞれの1つの変数の分析を十分に行いましたか
- □ 散布図を描き，2つの変数の関係を検討しましたか
- □ いきなり相関係数（ピアソンの積率相関係数）を求めていませんか
- □ 2つの変数としての外れ値を確認しましたか
- □ 外れ値の理由を検討しましたか
- □ 外れ値に対する対処法を考えましたか
- □ 見かけの相関でないか考えましたか

順序尺度
- □ 度数分布表を作成しましたか
- □ 3〜5段階尺度の変数に対して無条件に平均値や標準偏差を求めていませんか
- □ 平均値や標準偏差を求めた場合にその意味を考えましたか
- □ 無条件に（積率）相関係数を求めていませんか
- □ 順位相関係数を求める意味を検討しましたか

検　定
- □ 本当に検定する必要があるかを検討しましたか
- □ 単純集計を十分に行ったうえで検定を行っていますか
- □ 事前に有意水準を決めていますか
- □ 平均値の差の検定（t検定）の前提となる条件を考えてみましたか
- □ 平均値の差の検定をする前に，2つの集団の標準偏差の比を求めて検討してみましたか
- □ カテゴリーが多すぎるクロス表にχ^2検定を行う意味を考えましたか
- □ 期待度数が5未満のセルがあるクロス表にχ^2検定を行っていませんか
- □ 検定の方法（パラメトリックかノンパラメトリックか）を事前に検討しましたか
- □ 対応があるデータか，対応がないデータかを検討しましたか
- □ 有意な差を出すことだけにこだわっていませんか

統計解析結果を論文にまとめる際に
- □ 適切な分析結果だけを選び出しましたか
- □ 意味のない（情報量がほとんどない）図を出していませんか
- □ 有効数字は揃っていますか
- □ 2桁程度の小規模な対象数に，少数以下の相対度数（％）を算出していませんか
- □ 相対度数の合計が100％（＝1）以外の数値になっていませんか
- □ 有意水準と有意確率（p値）を間違えていませんか
- □ 作表の際に分析した対象数と各カテゴリーの度数の合計が一致していましたか